脉解伤寒

唐绍华 著

人民卫生出版社
·北京·

图书在版编目（CIP）数据

脉解伤寒 /（加）唐绍华著. — 北京：人民卫生出
版社，2020.11（2021.5重印）
ISBN 978-7-117-30776-5

Ⅰ.①脉…　Ⅱ.①唐…　Ⅲ.①《伤寒论》– 研究
Ⅳ.①R222.29

中国版本图书馆 CIP 数据核字（2020）第 200347 号

人卫智网	**www.ipmph.com**	医学教育、学术、考试、健康， 购书智慧智能综合服务平台
人卫官网	**www.pmph.com**	人卫官方资讯发布平台

脉 解 伤 寒
Maijie Shanghan

著　　者：唐绍华
出版发行：人民卫生出版社（中继线 010-59780011）
地　　址：北京市朝阳区潘家园南里 19 号
邮　　编：100021
E - mail：pmph @ pmph.com
购书热线：010-59787592　010-59787584　010-65264830
印　　刷：北京顶佳世纪印刷有限公司
经　　销：新华书店
开　　本：710×1000　1/16　印张：14
字　　数：237 千字
版　　次：2020 年 11 月第 1 版
印　　次：2021 年 5 月第 2 次印刷
标准书号：ISBN 978-7-117-30776-5
定　　价：58.00 元

打击盗版举报电话：**010-59787491**　**E-mail：WQ @ pmph.com**
质量问题联系电话：**010-59787234**　**E-mail：zhiliang @ pmph.com**

序

　　我自从高中开始钟情于中医，1991年入读北京中医药大学，就此开始中医生涯。毕业后在中国中医科学院下属的医院从事肿瘤临床工作，在此期间获得大量的临床机会，积累了丰富的临床经验。之后定居北美，一直从事第一线的中医临床工作，在30年间，和患者一起，经历了太多的疾病和生死，一次次深深体会到仲师在《伤寒论》序言中对于宗族亲戚十之七八死于伤寒的痛惜心情。面对现在临床中越来越多发的肿瘤、免疫系统疾病、高血压、心脏病、糖尿病、肺病及其他各种疑难杂症等，虽然通过自己的治疗能够使患者疾病的症状有所缓解，但对于根本病机的认识，疾病进程的阻断甚至是逆转也曾经束手无策，在这个过程中，很多信任我的患者和家人等不及我的进步，失去了宝贵的生命，每每令我扼腕长叹。可是，我从来没有放弃过对于传承了两千多年，有完整理论、诊断、治疗体系的中医学的信心。我一直坚信，只要方法得当，不放弃寻找和学习，一定能够在我们的中医宝库里获得治疗这些疾病的方法。

　　非常幸运的是，一路走来，我一直都受到优秀的明师们全面而无私的指引。其中的两位老师，对于我的方脉应用又尤其有帮助。沈-汉默现代脉诊系统（飞龙脉法）的传承人**里昂·汉默**医生，无私地将秘传于孟河医派的部分脉法公之于众，在他及其系统内认证老师们手把手的独创方法教授下，我才能快速走入中医脉诊世界，并能在此基础上回归中医经典中记载和传承的**传统脉诊**系统，重新获得中医这门独立而完善的医学体系的**诊断技巧**，使我有了真正进入传统中医世界的钥匙，可以从中医的诊断体系角度而不是西医的诊断学角度，全面认识疾病本来的面目。更荣幸的是，在我尝试将传统脉诊诊断方法与临床实际中的理、法、方、药应用相结合的关键时刻，遇到了如今已九十高龄的**杨老师**，正是杨老师无私的倾囊相授，才为我打开了眼界，从他的教授中开拓了更广的思路，加深了我对于复杂病机联合致病以及现在临床中越来越常见的厥阴病系列的认识，诊断治疗思路也更加清晰。在我终于一步步回归了伤寒与经方系统以后，才极为高兴地发现，我对中医的坚持和坚信一点也没有让我失望，几乎所有疾病的诊断和治疗，都可以在中医的世界里找到思路和希望。当然，对于疾病的治疗，不管是中医还是西医都还有很长的路要走。在中医领域，需要更多的有志之士投入进去，众志成城，才能造福更多的人。

本书的写作，得到很多同仁的鼓励，特别是夏一天在文字方面的整理，人民卫生出版社的信任和支持，在此特别表示感谢。限于篇幅和文字，只能跟大家分享关于传统脉诊与伤寒诊治的部分临床心得。本书的书名为《**脉解伤寒**》，也只是希望能够抛砖引玉，跟大家一起，从独特的视角重新认识中医世界。希望以后能有机会分享更多的内容，也希望能有更多同道和我一起投入到**中医传统脉诊诊断疾病，发现病机，并以中医理论为指导来治疗疾病这个充满希望的世界**。

除了特别感谢诸位恩师以外，还要特别感谢这三十年来一直信任和支持我的患者们，没有你们的信任和配合，也就没有我走入真正传统中医世界的今天。将我收获的医术和治疗方法回馈给你们，是我今后努力的方向。

唐绍华

2020 年 5 月

引言

《伤寒论》作为伟大的中医经典，是东汉末年医圣张仲景所著，经晋朝王叔和整理，宋朝官方校正刊行，广传于世至今。该书是仲师继承东汉以前的医学成就，如《素问》《灵枢》《难经》等，尤其是《汤液经法》的汉方传承，并在此基础上创立了六经辨证体系，以病、脉、证为辨证论治的要点，从临床实际出发，详细论述了伤寒和杂病的相互联系，并给出了治疗药方以及治疗指导思路，是有两千多年历史的中医临床中的巅峰之作，成书以来就一直和《黄帝内经》《难经》并肩，作为中医三大经典著作之一，为中医后学指路至今。《伤寒论》成书以后，历代医家注释和研究它的著作成百上千，著名的也有几十种，时至今日，虽然历经两千年，仍然在中医的临床诊治中给予医生们极大的帮助。

《伤寒论》以六经为框架，脉、证、病为写作核心，在诊断和治疗方面，以"证"为记述重点，因此后世医家基本都是围绕"证"为中心进行研究、体悟和发展的，这也是现在"方证对应"体系的基础。本书命名为《脉解伤寒》，并不是又一本重新注解《伤寒论》的书，而是借助传统脉诊这个有力的诊断工具，重新深入临床中的伤寒和杂病，重新阅读《伤寒论》，从脉诊的角度分析疾病的病机，希望跟读者分享笔者对于伤寒六经病以及对《伤寒论》全新的体会和认识。

书中所使用的脉诊体系是一套上承自《黄帝内经》《难经》《脉经》，中承自李时珍的《濒湖脉学》，下承自保留于清朝孟河医派的脉诊体系的完善的脉诊诊断系统。由于该系统能直接指导使用包括《伤寒论》在内的各大早期中医经典中临床应用的经验，和传统中医理论系完全接轨，故称其为**传统脉法**。这个脉法上的回归，为笔者打开经典中医宝库的大门提供了金钥匙。然而脉诊一技，如需传承，是需要师生手把手实际教授和学习的，并不能通过"纸上谈兵"来获得，因此，**本书的重点并不在传统脉诊的教授，而是重点跟大家分享在传统脉诊这个诊断工具的帮助下，笔者对于疾病病机的深入发现以及在此基础上的临床诊治经验。**因为是以"脉"作为各类疾病的诊断入手点，因此对于疾病病机的认识和把握都更加全面和深入，希望能据此为各位同道开启更广的治病思路。

《伤寒论》是以六经为框架写作的，按照以往对此的习惯性思路，在对疾病的认识上，大家也是依循这个思维来学习和使用。一般都认为疾病的发生和传变，是按照由表入里的次序发生和发展的，即：太阳、少阳、阳明、太阴、少阴、厥阴这样的顺序，位列最末的"厥阴病"应该是疾病发展的最后阶段。因此历来学习和研究《伤寒论》，大家都把三阳病作为重点，而对于三阴病最后阶段的"厥阴病"，论述都不多也不详细。然而，笔者通过传统脉诊诊断，却发现厥阴病在实际临床中非常多见和常见，并以各种完全想不到的临床形式表现出来。更令人惊讶的是，很多人一出生就已经是病在厥阴了，并没有上面提到的疾病传变过程。进一步更发现，大量临床疾病，特别是现今常见的疑难杂症如癌症、免疫系统疾病、渐冻症、糖尿病、高血压、肺病等等的病机，有很多都是在厥阴病的基础上，又发生了太阳病或者阳明病。正是因为这些错综复杂的多重病机，才造成了这些疾病从诊断到治疗上的难度。而在这个方面，因为脉诊传承的特殊性以及在中医诊断体系中使用的局限性，才导致从脉诊这个角度探索和发现病机的领域可供参考的前人经验很少。**而本书的写作初衷和重点，正是以此空白为出发点，从理论到临床应用，跟大家详细分享在传统脉诊指导下对这些问题的认识和临床使用经验。**本书除了分享对于厥阴病、厥阴阳明病、厥阴太阳病的认识和治疗经验以外，还对与此相关联的延展部分，比如在临床诊断上极易和厥阴病混淆的少阳病的诊断和治疗；从传统脉诊的角度重新解读《伤寒论》里泻心汤类方的使用以及它的历史源流探析；还有数个中医里多年来习以为常的理论，比如**"柴胡劫肝阴"**，但是其实劫的却是肝阳；**"补中益气汤补脾胃"**，但是其实补的却是三焦；风寒、风热感冒到底如何区别和治疗；**柴胡和吴茱萸同用的问题；柴胡和麻黄不宜同用的问题；表里双解的顺序问题**等等。这些问题，借助传统脉法的帮助，深究下去后才发现和一直以来的认识完全不同或者是有更深更广的使用范围和价值。而所有这些观点和相关临床经验的分享，全部都还是在伤寒六经以及经典中医的理论范畴，并不是笔者的新创。只是因为得益于传统脉法，能从不同的角度切入，使经典中医理论能得到更深和更广的认识和使用，从而能够为疑难杂症的治疗开拓思路，为患者找到新的治愈曙光。

下面是本书经验分享时所使用到的诊断方法——**传统脉法**的源流以及详细内容的介绍，部分更详细的源流考据会在各章节，特别是第四章和第五章根据所写内容进行讲解。

脉诊，虽然在中医四诊"望、闻、问、切"中是排在四诊之末，但在临床实际应用中是非常重要的，就其诊断价值而言，实为四诊之首。只是由于脉诊的传承一直是秘而不宣，一般是嫡传弟子或家族中秘传，从不普传，以至于大部分中医生从未有机会真正掌握脉诊，故而在大家的认识中，脉诊排到了四诊之末。

从《难经》提出"独取寸口"，到《脉经》提出二十四脉，再到李时珍的《濒湖脉学》，脉诊的**理论传承**其实从来没有中断过，但是由于没有手指上的**实际操作的传承**，临床医生虽有脉书，却难以完全领会，因此才有了"心中易了，指下难明"的感慨。

以笔者使用传统脉诊诊断疾病多年的临床经验来看，对于脉诊的认识，诀窍只有两个：

◆ 一个是**脉象**，也称脉质。本书采用了《濒湖脉学》的二十七部脉的分类描述体系，即：

浮、沉、迟、数、实、虚、弦、紧、滑、涩、缓、革、牢、洪、动、伏、结、代、促、弱、细、濡、微、散、芤、短、长。不同的脉象，是对人体病理特点和生理状况在寸口脉上表现的高度概括。**临床中最常用的是弦、紧、缓、滑、涩、浮、沉、迟、数、洪、革、实、虚、弱、细、动，这16种脉象。**

◆ 另外一个是**脉位**。虽然大家都知道寸口脉分寸、关、尺，左侧对应心、肝、肾，右侧对应肺、脾、命门，但真正具体到脉位的准确位置，如果没有传承和手把手教授，医生可能穷其一生，也从来没有在正确的脉位上诊到过反映客观实际情况的脉象。只有在正确的脉位得到相应的脉象并进行诊断，才能发挥传统脉诊的诊断优势，否则尽管可能掌握了脉象，如果没有脉位，还是不能对疾病的病机做出正确的诊断。比如通常我们所认识的"左寸"的位置，在实际情况中，就并不是"心"的脉位，而是"膻中"的脉位，如果想通过"膻中"这个位置的脉象来判断心的状态，就是完全错误的。

部分脉位具体的源流演变会在第四、五章详细论及，在此不多做记述。

本书中的脉位采用的是《素问·脉要精微论》和《难经》中所记录的脉位。

◇ 在《素问》中：

《素问·脉要精微论》：尺内两旁，则季胁也，尺外以候肾，尺里以候腹。中附上，左外以候肝，内以候膈；右外以候胃，内以候脾。上附上，右外以候肺，内以候胸中；左外以候心，内以候膻中。前以候前，后以候后。上竟上者，胸喉中事也；下竟下者，少腹腰股膝胫足中事也。

左寸是心和膻中；左关是肝和膈；左尺是腹和肾；右寸是胸中和肺；右关是脾和胃；右尺是腹和肾。据此总结出的脉位如下表：

《素问》	左		右	
寸	心	膻中	胸中	肺
关	肝	膈	脾	胃
尺	肾	腹	腹	肾

◇ 在《难经》中：

《难经·十八难》曰：

脉有三部，部有四经，手有太阴、阳明，足有太阳、少阴，为上下部，何谓也？

然：手太阴、阳明，金也；足少阴、太阳，水也。金生水，水流下行而不能上，故在下部也。足厥阴，少阳木也，生手太阳、少阴火，火炎上行而不能下，故为上部。手心主、少阳火，生足太阴、阳明土，土主中宫，故在中部也。此皆五行子母更相生养者也。

据此总结出的脉位如下表：

《难经》	左		右	
寸	少阴心	小肠	大肠	肺
关	肝	胆	脾	胃
尺	肾	膀胱	三焦	厥阴心包

综合《难经》和《素问》记载的脉位，经过临床实际反复应用和实践验证，最后总结出的在本书中应用于临床，命名为"传统脉诊"的脉诊系统中，所使用的脉位定位如下：

传统脉诊	左		右	
寸	少阴心	小肠 (膻中、心包)	大肠(胸中)	肺
关	肝	胆(膈)	脾	胃
尺	肾	膀胱(腹)	三焦(腹)	命门

上表为根据《素问》和《难经》总结出的脉位表，这套脉位体系配合《濒湖脉学》中所记载的脉象一起运用，就可以回溯到中医早期的临床诊断体系，并可完全指导经典中各前辈临床经验记载的使用，能够给疾病以针对病机的精准的诊断和治疗。

鉴于传统脉诊作为一把金钥匙，它为笔者打开的中医世界实在是太过广阔，本书有限的文字只能做有限的分享，难免有遗漏和不足之处，还请读者见谅。

书中所有提及的病案，均为笔者临床中的真实个案，因涉及隐私，患者真实姓名均用化名替代。

目录

第四章

少阳病 / 113

第一章

厥阴病篇讨论
——从小儿食物逆流两例解读厥阴病

本章概览

以两例病案引出，从传统脉诊的角度出发，对厥阴病的病症表现、病机特点、治法和组方原则进行系统详细地分析和阐述。

2005 年，我接诊了一位小病人，患者是一位两岁男孩，从出生起，就经常呕吐，无法正常进食。不得已，行西医手术做胃造口，常年经造口进食。患者经人介绍，开车近 10 个小时远道而来，希望通过中医治疗，减少呕吐，并进一步能在将来恢复正常饮食和生活。当时我的脉诊水平仅限于学校所学习的知识和毕业以后的临床摸索和积累，十分粗浅，并不能得出全面可靠的中医诊断信息。因此在看诊的时候，诊断部分是从主证入手，进行了详细的问诊和舌诊、耳诊、手诊、腹诊、脉诊合参的诊断。根据病症，考虑其病为"太阴病，腹满而吐，食不下"，因此对证给患儿开具了"理中汤"，患儿服后无效。再次复诊，当时教给男孩妈妈为患儿每晚小儿捏脊治疗，在教的时候发现，男孩后背右侧肝俞、胆俞穴位部位，有一块红色的胎记，非常显眼，对此状况，并未多想。依然还是据证予"理中汤加减"进行治疗，结果还是无效。二诊以后，因为路途遥远而无明显效果，病人也就没有再来了。

2016 年，又来了一个类似病症的小女孩看诊，也是从出生就频繁呕吐，不能进食。患儿在 10 个月大的时候，西医行胃造口手术，一直经由造口进食。到来看诊时，虽然已经四岁，但是身材仿若两岁，除了频繁呕吐，还伴有盗汗，脚汗多，大便干燥。但患儿神智发育正常，可以如常沟通对话，极为懂事，可安静配合诊脉。

因为对多年前的那位小朋友留有极深的印象，也为不能帮到患儿和他的家人感到十分的遗憾，因此在上一位患儿离开之后，我曾经做过相关的资料查询。该病西医诊断为：**拉塞尔 - 西尔弗综合征**，是在 1953、1954 年，由 Silver 及 Russell 两位医生分别报告的一类儿童疾病证型，主要特征是在子宫内生长迟滞，出生后在成长过程中，身材矮小，脸小，呈三角形，低耳位，第五手指弯曲，身体左右两侧不对称等，简称 RSS。该病病因目前不明确，被认为与遗传有关。

对于该类疾病的第一次治疗失败，我一直记在心上，希望能经过努力学习和不断的临床实践，从中医的体系里找到治疗这种先天性疾病的办法，为患儿和家属解除痛苦。时隔 11 年，又有相同病症的小朋友前来就诊，然而此时，我已经可以在临床中依靠传统脉诊诊断找出疾病真实的中医病机，因此，十分珍惜这个机会，希望能够借助传统脉诊去发现这个西医称之为"拉塞尔 - 西尔弗综合征"的疾病，在中医来看是什么病，是什么病机，是否能够通过脉诊的指导给予患者有效的治疗。

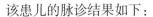

该患儿的脉诊结果如下：

总脉：细、弦。通过此脉象判断，病在肝、胆。该病是厥阴病或少阳病。

厥阴病和少阳病都可以有呕吐症状，而此**弦脉**诊为**阴弦脉**，即指示应为**厥阴病**。进一步诊断各脏腑脉象，获知该患儿：肾阴、阳皆虚，脾阳虚，肝阴、阳两虚，心阳虚，肺气虚，即：五脏皆虚。同时：胆热、大肠热；小肠和胃虚寒。

通过传统脉诊明确了中医诊断结果以后，我即依此辨证施治，给予以**乌梅丸**为主方加减的处方。患儿共服药 5 剂，每剂 6 天。5 剂以后，因患儿家庭私人原因，母亲停止治疗。大半年后又复来诊，告知从出生即伴随患儿的呕吐症状 5 剂药服完以后就完全停止了，至今未复发，同时患儿可以开始主动要求以口自行进食，虽然消化能力还是很弱，但是出现了自发的食欲要求，已经不再经由造口喂食。疗效可以说是非常显著。我和家属及小朋友自己都非常高兴。从确诊就开始追踪治疗患儿的西医专科医生面对这样被认为是不可逆转的疾病的显著进步也很惊讶。

这样一个难治性的先天遗传疾病，经过在传统脉法指导下的全面准确的中医辨证治疗，疾病很快得到改善。在这个过程中，如何能够给予准确的病机判断并给予相应的处方，中医的传统脉诊诊断在其中发挥了举足轻重的作用。

从上面的两例病案中，给大家引出了本章的主题：**中医对于厥阴病的认识和治疗。**

我们大家都知道，《伤寒论》的理论框架，是建立在六经辨证的理论体系上的。在这个体系中，中医生们普遍对三阳，即太阳、阳明、少阳都很熟悉，尤其对于少阳病的治疗，在临床中非常常用。而对三阴，即太阴、少阴、厥阴的治疗，和三阳病比较起来就相对生疏。更进一步，在三阴中，又相对熟悉太阴、少阴病的治疗，对于**厥阴病**的辨证和治疗，自古以来，就一直含糊不清，不论在教学还是临床上，厥阴辨证，一直是难点和混淆点，仿佛因为这是六经中最后一经的病，就认为在临床中很少见到这类疾病，治疗厥阴病的主方——**乌梅丸**，也不常被临床医生所熟知和使用。

按照我们的理解，疾病正常的发生和发展，是应该先表后里，逐渐发展的。所以在临床中，三阳证多见，三阴证少见，厥阴是三阴之末，似乎疾病发展一时半会儿也难以到达，这个认识再正常不过了。按照这个逻辑分析，厥阴病在临床中应该并不常见。要见到，也应该是各类疾病发展的末期。在日常大量的中医临床治疗中，除了末期的病症有的会被归在厥阴病范畴，能见到的最多不过就是治疗少阴病的四逆汤证了。

可是在上文引用的病例中，经过传统脉诊诊断获知，这类疾病的患儿一出生就已经是病入厥阴。我按照厥阴病的病机思路来加以治疗，取得了显著和满意的疗效，这也从疗效上印证了传统脉诊的诊断结果。也就是说，患儿所患疾病，并没有经过一个由表入里传变的发病过程，一上来就已经是属于厥阴病了。如果没有传统脉诊的帮助，是很难靠问诊推测或者依据病症的表现推断出该患儿的病症属于中医的厥阴病范畴的。这样一来，不能准确判断出病人疾病所属何经，那所有的中医治疗，都只能是围着症状打转，无法直中目标了。

对于绝大多数的临床中医生，这种无法准确掌握疾病病机的局面形成的原因有很多，但核心的一点，就是大家没有机会学习和掌握中医诊断的核心技术：传统脉法，进而无法依靠脉诊的帮助，如实了解疾病深层的核心病因病机，只能从表面的症状入手诊断，因此治疗的时候，难免以偏概全，犹如盲人摸象，各执一隅，只能进行局限的治疗了。

下面希望能够通过本章分享给大家的内容，借助传统脉诊的帮助，来揭开厥阴病神秘的面纱。

我们先一起来看看经典的记载：

《伤寒论》第 326 条至 380 条是描述厥阴病的脉证和治疗的内容：

第 326 条：厥阴之为病，消渴，气上撞心，心中疼热，饥而不欲食，食则吐蛔，下之，利不止。

这一条，是厥阴病的提纲证，即主证。

第 338 条：伤寒，脉微而厥，至七八日，肤冷，其人躁，无暂安时者，此为藏厥，非蛔厥也。蛔厥者，其人当吐蛔，今病者静，而复时烦者，此为藏寒。蛔上入膈，故烦，须臾复止，得食而呕，又烦者，蛔闻食臭出，其人当吐蛔也。蛔厥者，乌梅丸主之，又主久利。

乌梅丸方：乌梅三百枚　细辛六两　干姜十两　黄连十六两　附子六两（炮，去皮）　当归四两　蜀椒四两（出汗）　桂枝六两（去皮）　人参六两　黄檗六两

上十味，异捣筛，合治之。以苦酒渍乌梅一宿，去核，蒸之五斗米下，饭熟捣成泥，和药令相得，内臼中，与蜜杵二千下，丸如梧桐子大，先食、饮服十丸，日三服。稍加至二十丸，禁生冷、滑物、臭食等。

上面这段记述，是厥阴病的主方。

在中医院校所使用的第五版《伤寒论讲义》的教材中，对厥阴病篇的论述如下：

厥阴肝经为风木之脏，主藏血而内寄相火，性喜条达。功擅疏泄，与脾胃的受纳运化有着密切的关系。因此，厥阴病大多表现为犯胃乘脾的胃热脾寒证，既不同于太阴病的脾虚寒证，也不同于少阴病的心肾阳虚或肾阴虚心阳亢证，而是上热下寒的寒热错杂之证。

讲义中认为，厥阴病是一个"寒热错杂"的复杂情况，该段描述，将《伤寒论》整个厥阴病篇所呈现的复杂多变的情况总结于此。但就临床实际脏腑情况来说，**厥阴经属肝木**，那么到底是肝寒还是肝热？**寒热错杂**，寒是哪里寒，热是哪里热，是如何**错杂**的？真的是像讲义里说的是**胃热脾寒**吗？至于主证的**消渴，气上撞心，心中疼热**，到底是由于热证还是寒证引起的反应呢？以上这些问题，如果在临床中对于疾病没有深刻的认识，或者不能借助可靠客观的诊断方法来诊断，是很难得到正确答案并辨别出**厥阴病**的。本章前面开篇引用的病案中，患儿除了呕吐以及因为无法进食带来的弱证以外，并没有其他主证，如果只是单纯从**证**入手，是不能确定其病症属于**厥阴病**的。然而，如果医生能够有机会从传统脉诊入手，就能非常直观、清晰和快捷地准确把握患者的核心病机。

在《伤寒论》厥阴病篇中，所记载的与厥阴病相关的脉象多种多样，如迟、虚、微弱、数、微脉等等，如果仅从总脉入手，是很难把握住厥阴病病机的。也就是说，如果仅仅依赖我们从学校学习中掌握的对于病人总脉的粗略脉诊诊断，对于病机的把握是非常困难而且极易混淆的，但如果能够从本书所用的传统脉诊系统入手，就能据脉得出各脏腑的虚、实、寒、热状况，那么对于厥阴病从认识到治疗上的瓶颈就可以突破了。

首先，从厥阴病总纲上得知：**厥阴属肝木**，因此，肝的脉象就有重要的指征作用。厥阴病，肝的脉象通常是**革、虚、濡、缓、弱。革、虚为甚，濡、缓、弱较轻。**这些对于脉象的描述，都表述的是肝的**病脉**，而**肝脉的正常脉象**，是**沉弦而长**。当病入厥阴的时候，肝脉转为缓、弱、濡，进一步发展，更出现革、虚脉，这些脉象，都客观地为医生反映了患者肝的状态，由气血不足，逐渐加重至肝阴、阳两虚的病理变化过程。所以，通过脉诊就可以得知：**在厥阴病中，肝的状态是虚弱或是虚寒的状态。**

其次，在厥阴病中：

◇ 胆的脉象：一般是洪弦，反映患者有胆热；

◇ **脾的脉象**：通常是沉弦、弱、濡、虚、革等，提示脾是虚寒的状态；

◇ **肾的脉象**：通常是沉缓、弱、濡、虚、革等，肾在这个时候的状态，一般是阴、阳两虚；

◇ **小肠、大肠、心包、膀胱、胃的脉象**：一般多见热象，但是这些热象，大多不会同时出现在同一个病例中，临证时医生还需要加以鉴别，随证加减用药。

通过以上经典中对于厥阴病脉诊结果的记述分析，可以得知，**厥阴病总的特点是肝、脾、肾都已经虚损，尤以肝阴、阳两虚为主，同时有胆热或兼及心包、大肠、小肠、膀胱、胃热等**，是一个虚、实、寒、热错杂的全身性症状。

明晰了厥阴病的脉象，对于厥阴的主证为何在《伤寒论》的记述里是这些症状表现，也就一目了然了：

◇ **消渴**：主要是肝阴、阳两虚所致；

◇ **气上撞心**：是肝阳虚，龙雷失潜，虚阳上逆，厥阴失阖所致；

◇ **心中疼热**：是胆火犯胃所致；

◇ **饥而不欲食，食而吐、下利**：是脾、肾虚寒造成的。

这样一来，通过传统脉诊的帮助和判断，就获得了患者整个病机分析的结果。下一步，治疗主方**乌梅丸**加减选用，也就水到渠成了。

下面我们来具体分析一下乌梅丸的组方原则，看看它为什么可以用于厥阴病的治疗。

病在肝，用辛补之，酸泻之，甘缓之，其中：

辛属木，

◇ 桂枝，是木中之木；

◇ 花椒，是木中之火；

◇ 干姜，是木中之土；

◇ 细辛，是木中之金；

◇ 附子，为木中之水。

（引自《素问·藏气法时论》和《辅行诀》。关于《辅行诀》一书的详细介绍和讲解，请参见第五章。）

上述这五种药，属性均是属木，并且涵盖了**木中之五行**。味皆辛，能补肝之阳。

◇ 乌梅，味酸，入肝，条畅肝气，能补肝之阴，生津止渴；

乌梅和桂枝、花椒、干姜、细辛、附子化合，共同作用，即：辛、酸化甘，就能达到"甘以补肝之阴、阳"的功效。

◇ 党参，味甘，补肝之气；

◇ 当归，味甘、辛，补肝之血；

◇ 黄连、黄柏，苦寒，能泄胆火。

大家看了上面乌梅丸的处方药味使用详细分析，就能明晰，仲师为厥阴病的选方乌梅丸，与他所给大家呈现的六经病中之厥阴病的病机是多么符合了。我当年读懂了仲师的深意，不由得再三感叹仲师的临床客观性和逻辑严谨性。

以上是对厥阴病的脉诊、病证和处方的分析。有了上面经由传统脉诊指导下的认识，从头再读仲师《伤寒论》的"厥阴病篇"，就有了前所未有的体会。厥阴病由于寒热错杂，临床表现也是寒热互见的。除了"消渴、气上撞心，心中疼热，饥而不欲食"外，还有"呕吐、下利、哕、厥冷而发热"。热可有"喉痹，便脓血"等。在《伤寒论》第326条至第343条的叙述中，仲师着重集中讨论了厥阴病，而在其他相关各条中，也继续从各个方面讨论了厥阴病与其他几经病的鉴别诊断要点。如：

第 344 条：伤寒发热，下利，厥逆，躁不得卧者，死。

第 345 条：伤寒发热，下利至甚，厥不止者，死。

第 352 条：大汗出，热不去，内拘急，四肢疼，又下利厥逆而恶寒者，四逆汤主之。

第 353 条：大汗，若大下利而厥冷者，四逆汤主之。

上面这几条论述，都是发热和厥逆、下利互见或汗出发热和厥逆、下利互见，似厥阴，实为少阴的记述。

第 351 条：手足厥寒，脉细欲绝者，当归四逆汤主之。

该条论述的是纯厥阴经寒，而无错杂时候的处理方法。

第 356 条：伤寒六七日，大下后，寸脉沉而迟，手足厥逆，下部脉不至，喉咽不利，唾脓血，泄利不止者，为难治。麻黄升麻汤主之。

该条论述的是虽有厥利喉痹似厥阴，实为肺热脾寒的麻黄升麻汤证。

从第358条至第380条，讨论"呕利"的各种情况。此中记载的大部分条文内容，也分别出现在《金匮要略》的呕吐、哕、下利篇中。这些都可以帮助医生在临床中与厥阴病的表现加以鉴别诊断。

需要留意的是，在这些鉴别中，最常见的是厥阴病误用四逆汤等单纯温

阳的处方，从而导致病情迅速加重的情况。我曾经接诊过一例胃癌患者，由于腹胀、腿肿、腹水，医生误用四逆汤进行治疗，结果导致病人出现胃大出血的症状，西医检查无法找到出血原因。这位患者如果从症状上入手诊断，确实是有少阴虚寒证，应该采取温阳的治疗，但是由于忽略了厥阴病"寒热错杂"的病机，单纯使用温阳药，结果用药后造成热化，发生胃大出血，使得病情急速加重。到我接手的时候，因为病情太重，就算采取了正确的治疗，也已经无力回天了。

另外一类需要加以鉴别而且更为常见的误治情况，就是厥阴病误用柴胡剂进行治疗。厥阴病和少阳病，一个在内，一个在外，互为表里。

◆ 在症状上，都可同时见到呕吐、口苦、寒热往来；

◆ 在脉象上也都有"弦脉"的表现；

◆ 在病机上，厥阴病的胆热和少阳病的胆热是相同的；

故而在临床上，二者十分容易混淆。有的医生善用柴胡，终其一生，只用柴胡方加减临证，甚至下断言："临床中除了柴胡证，很少见到其他的证"。他们往往忽略了一个关键的问题，如果不能真正有效鉴别厥阴病和少阳病，给厥阴病的病人误用了柴胡剂，会给患者带来无穷的后患。为什么这么说呢？厥阴病的患者，肝的阴、阳皆虚，本应用药补益虚所，可是医家却误用柴胡剂，而柴胡这个药，削伐肝气非常厉害，这也就是我们说的**柴胡劫肝阳（此处不是笔误，柴胡劫的是"肝阳"而不是"肝阴"，这个问题会在第六章进行详细论述）**。短期来看，厥阴病的病人用了柴胡剂，有的病人临床症状似有缓解，然而长久来看，都会不同程度地加重病情。我曾经见过一位华人肝病患者，想用中医药调理身体，延缓肝病的发展，结果其他中医生开了柴胡剂及一些苦寒药来治疗他的肝病和一些外在的热症表现，连续用药半年左右，该患者就转为肝癌并发腹水，最终不治。这样的患者，和上面胃出血的病人一样，并不是死于所谓的中药的毒性，而是治疗方向错了，药方和中药本身都没有错，错的是不能正确抓住病机、用错方药的医生。遗憾的是，因为传统脉诊的缺失，用错药方的医生，可能直到病人去世或者之后再遇到类似的病人，也找不到错在哪里。实在是无心之过，令人扼腕。

所有这些自己和他人的临床经验教训，都促使我不断寻求除了望诊、闻诊、问诊、舌诊、手诊、腹诊等中医传统诊断方法以外，更可靠的可以与古人治疗经验接轨的诊断方法。机缘巧合，让我有机会回归传统脉诊（**对于该脉法的源流发展以及具体脉位等内容请参见前言和第四、五章的介绍**）。现在在临床中，除了辨证以外，依靠这套和中医经典完全接轨的传统脉诊系统，得以更加准确直观地分辨六经病，把握病机，从而加深和开阔了对于疾病的认识，因此能够给予患者更有效的治疗。其临床效果，也明显优于以证为主的治疗。

我们在阅读《伤寒论》的时候，从它的行文中可以看出，仲师其实是以"证"为主线来写作，而非以"脉"为主来论述的，这也就是后世医家在此基础上，发展出大量的"方证对应"治病的方法和治疗思路的来源。我个人猜测，仲师这样写作的原因是：他虽然在《伤寒论》中开篇就提出**脉、证并治**，脉、证为辨证眼目，但毕竟脉诊一技，传承从一开始就很隐秘和局限，大多在家族内部一脉相承甚至传男不传女。经过千年的朝代更改、战乱和传承的遗失变化，不管是在仲师的年代，还是在已经通讯高度发达的现代社会，真正的传统脉法这门中医的诊断技能，没有机缘能被多数中医生所掌握。所以仲师在写作时，以慈悲为怀，考虑到实际的临床情况，重证略脉的记载，也是不得已而为之之法，总不能因为医生无法掌握脉诊技艺就无法给病人看病。因此仲师以证为主的写作内容，也为广大医者指了近两千年的路。但是如果我们现代的中医生能有幸学习到传统脉诊，就能将仲师留给我们的经典全盘而灵活地运用继承，发掘他书中的深意，不仅能够"思过半矣"，更能往前再走一大步。实在也是今人之幸。

当我粗通传统脉诊以后，即惊讶地发现，厥阴病在现代临床中非常普遍，甚至可以说，如果辨不清厥阴病，那么医生只要上临床，每天都会有大量的误诊误治，尤其是以使用经方为主的中医生，因为没有传统脉诊的帮助，会有很高几率将厥阴病误认做少阳病来进行治疗，从而产生误治。

下面，通过几个具体医案进行分析讲解。需要说明的是：

1. 书中反复引用的医案，会根据所要辅证的理论部分来进行不同角度和层次的分析和讲解，而不是按照常规方法，一次性完整分析整个病例。

2. 脉表中使用的脉位是传统寸、关、尺的记录方式，脉象是《濒湖脉学》的脉象描述系统。具体脉位归属说明请参见前言。

病例 1-1	李某 女 38 岁
主诉、主证 及既往病史	患者平常体健，面色红润，偶尔两胁不适，左乳房胀痛，带下偏多，二便、饮食、睡眠均正常，育有三子。西医检查发现胆结石多发而来就诊。舌体红，舌尖红，胖大，苔白厚。既往病史：乙型肝炎病毒携带者

续表

脉诊结果	左外	左内	右内	右外
整手脉	弦 数 缓		弦 数 缓	
寸	弦实	弦实缓	弦缓实	弦
关	浮弦	弦实	浮弦	弦
尺	弱	弦缓	弦	弦动

该患者症状不典型，中医辨证论治比较困难。主证是双胁不适，乳房胀痛，带下偏多，舌红胖大，苔白厚。两胁不适，乳房胀痛，考虑病在肝、胆：

◇ 脉弦数，舌红，为内有郁热；

◇ 带下多、舌胖大、苔白厚、脉缓，属于脾虚湿盛。

从这个脉象结果并结合西医检查诊断的胆结石症，一般中医治疗都会从"脾虚肝郁，肝脾不调"入手，时方可选丹栀逍遥散，经方可选柴胡桂枝干姜汤来进行治疗，一般加减利胆排石的中药，例如金钱草、海金沙、鸡内金等。这样的治疗，从本质来说是从少阳入手，即认为该患者的病机是少阳病。那么我们来看传统脉诊结果的分析：

◇ 总脉弦数：病在肝胆；

◇ 肝脉浮弦，胆脉弦实：为胆热肝寒的厥阴病；

◇ 大肠脉弦缓实：为大肠实热；

◇ 小肠脉弦缓实：为小肠实热；

◇ 心脉弦实：为心火旺；

◇ 脾脉浮：为脾虚寒。

通过脉诊结果分析得知，该患者总的病机应该是厥阴病，伴有大肠、小肠的实热，心火旺。如果按照常规认知，使用逍遥散和柴胡桂枝干姜汤来进行治疗，就南辕北辙了。而据脉使用了厥阴病方治疗以后，效果是很满意的，这也从治疗结果上再次证明该患者诊断为厥阴病的正确性。

病例 1-2 王某 女 26 岁

主诉、主证 及既往病史	早上咽干咽痛，便秘，体重减轻，痛经明显，左腋下纤维囊肿，左乳房小硬节。舌深红，苔薄白			
脉诊结果	左外	左内	右内	右外
整手脉	沉 细 弦		弦 细	

脉诊结果	左外	左内	右内	右外
寸	沉弦	沉弦滑	弦实	弦
关	浮弦	弦滑	浮弦	弦
尺	弦	弦涩实	弦	弦

　　该患者的"咽干咽痛，腋下囊肿，乳房结节，痛经"，这些主证，明显是肝经不畅，看到这些症状，医生最常使用的处方是逍遥散。逍遥散使用的病机是肝脾不调，即肝郁血虚，脾失健运。主药是柴胡，疏肝清热；白术、茯苓，健脾；当归、白芍养血。如果这样选方治疗，医生的治疗思路本质上还是通过患者主证诊断她是肝胆郁热的少阳病。

　　传统脉诊结果分析：

◆ 总脉细弦，肝脉浮弦，胆脉弦滑：胆热肝寒的厥阴病；

◆ 脾脉浮弦：脾虚寒；

◆ 大肠、膀胱脉实：大肠、膀胱的实热。

　　从传统脉诊结果看，也揭示该患者的病症的确是由于肝经不畅引起的，但和逍遥散的治疗病机却完全不同，该患者的肝经不畅是**肝经虚寒而非郁热**所造成的，治疗应当用药温通，而不能用柴胡清肝泄肝。大家看，同样是肝经不畅引发的相似的症状表现，临床上一定要辨清是**虚寒**还是**郁热**引起的。虚寒要温，郁热要清。虚、实、寒、热，病机完全相反，如果没有脉诊的帮助，按照习惯思路而不是客观诊断结果来处方治疗，那医生一定就有很大机会犯错误了。

病例 1-3 张某 女 38 岁

主诉、主证及既往病史	便秘,纳少,面生青春痘,腹胀,心下痛,胃酸反流,口苦,头痛,颈部湿疹,口渴,喜饮水,舌红苔薄白腻

脉诊结果	左外	左内	右内	右外
整手脉	沉细弦		弦	
寸	沉弦	沉弦	弦实	沉弦
关	浮弦	弦	弦浮	浮弦
尺	弱	弦	弦	弱

　　患者症见：便秘、口苦、纳呆、脉细弦，如果从证的角度分析，很容易

得出患者是少阳病的结论，《伤寒论》第 230 条：**阳明病，胁下硬满，不大便而呕，舌上白胎者，可与小柴胡汤。上焦得通，津液得下，胃气因和，身濈然而汗出解。**

传统脉诊结果分析：

◆ 总脉弦细：病在肝胆，肝脉浮弦，肝虚寒；

◆ 脾脉浮弦：为脾虚寒；

◆ 胃脉浮弦：为胃虚寒；

◆ 肾与命门弱：肾阴阳两虚；

◆ 大肠实：大肠实热。

综合分析得出：患者属于寒热错杂的厥阴病，伴有大肠的实热，以及胃虚寒。

一般我们认为，厥阴病患者应该是症见有"下利"，而这位患者的症状表现反而是"便秘"，如果以证来判断，基本上是不会考虑她患有厥阴病的。但是脉诊结果却能够确定她是一位厥阴病患者。在予方乌梅丸加减治疗后，其便秘明显改善。这也从临床治疗结果上反证了，只要看准病机用药，乌梅丸除了可以治疗下利，同样也是可以治疗便秘的。由此可见脉诊相较于证，对于整体病机的判断和把握，更加可靠和准确。

病例 1-4 刘某 男 30 岁

主诉、主证及既往病史	胃脘胀痛 3 个月，伴有反酸，便溏，右胁下痛，体重减轻。舌红，稍胖大，苔薄白。既往病史：慢性鼻炎

脉诊结果	左外	左内	右内	右外
整手脉		弦		弦
寸	弦	浮弦	弦实	弦
关	浮弦	洪弦	浮弦	和缓
尺	弦	弦实	弦	弦

在《中医内科学》中，该病应该属于"胃痛"的范畴。由于患者胃胀痛，伴有胁痛，反酸，舌红，脉弦，考虑是肝气犯胃，应予柴胡疏肝散，或者是肝胃郁热，予化肝煎来进行治疗。

传统脉诊结果分析：

◆ 总脉弦，肝脉浮弦，胆脉洪弦：病机诊断为肝寒胆热的厥阴病；

◇ 脾脉浮弦：为脾虚寒；

◇ 膀胱和大肠脉实：为膀胱和大肠的实热。

据此诊断，患者的主要病机是厥阴病。在这个诊断基础上回过头来从证上看，他有典型的厥阴病的证，即"厥阴之为病，消渴，气上撞心，心中疼热，饥而不欲食，食则吐蛔，下之利不止"。他的病症，并不是肝气犯胃或者肝胃郁热所引起的。据此而来的治疗，结果自然就是截然不同了。

病例 1-5	陈某 男 43岁			
主诉、主证及既往病史	夜晚鼻鼾明显，慢性咽炎，早上白痰较多，胃酸反流，腹大，大便每天2～3次，左腰酸痛，舌红，苔白厚			

脉诊结果	左外	左内	右内	右外
整手脉	弦		弦	
寸	沉弦涩	弦	弦实	沉弦实
关	浮弦	洪弦	弦紧	浮弦
尺	弦	弦实涩	弦	弦动

该患者夜晚鼻鼾明显，严重的时候会发生呼吸暂停，西医诊断为睡眠窒息症。对于该类夜晚呼吸暂停频繁的患者，西医并没有有效的治疗方法。主张需要佩戴正气压呼吸机来改善睡眠时的呼吸。如果按照传统的中医辨证，该病的诊断也不容易入手，因为主证并不明显。在经典中提到与鼻鼾有关的条文有：《伤寒论》第6条：**太阳病，发热而渴，不恶寒者为温病。若发汗已，身灼热者，名风温。风温为病，脉阴阳俱浮，自汗出，身重，多眠睡，鼻息必鼾，语言难出。若被下者，小便不利，直视失溲；若被火者，微发黄色，剧则如惊痫，时瘛疭；若火熏之，一逆尚引日，再逆促命期。**这里的"鼻息必鼾"是温邪壅肺所致。而这位患者并没有风温的症状，并不能按照风温来治疗。

传统脉诊结果分析：

◇ 总脉弦，肝脉浮弦，胆脉洪弦：为胆热肝寒的厥阴病；

◇ 大肠脉弦实：为大肠实热；

◇ 肺脉弦实：为肺实热。大肠和肺相表里，均有实热。可见鼻鼾是热邪壅肺所导致的；

◇ 膀胱脉实、涩：为膀胱实热和蓄血互结，证见左腰酸痛；

◇ 心脉沉涩：为胸阳不振，气滞痰阻的胸痹证；

◇ 胃脉浮弦：为胃虚寒，证见胃酸倒流。

因此该患者总的病机是厥阴病，伴有肺和大肠的实热，膀胱的实热和瘀血互结，胸阳不振的胸痹证，以及胃虚寒证。尽管他的症状少而不明显，但由于脉诊结果的提示，就可以发现他隐藏的复杂病机，从而实施精准的治疗。

病例 1-6　杨某 女 29 岁

主诉、主证及既往病史	痛经明显，咽干，口渴，伴有口疮易发，手足冷，脱发，经前下巴暗疮，便秘，舌红，尖尤甚，苔白腻			
脉诊结果	**左外**	**左内**	**右内**	**右外**
整手脉	弦 细		弦 细	
寸	沉弦实	沉弦	弦实涩	弦
关	弦浮	洪弦	弦涩	弦
尺	浮弦	弦实涩	弦	浮弦

该患者主证是咽干、口渴、手足冷，舌红苔白，脉弦细。

从证上分析，患者很像是少阳病，治疗应给予小柴胡汤加减，或者丹栀逍遥散加减等方剂进行治疗。

传统脉诊结果分析：

◆ 肝脉浮弦：肝虚寒；

◆ 胆脉洪弦：有胆热，证见咽干，口渴；

◆ 肾脉浮弦：肾阴虚；

◆ 命门脉浮弦：肾阳火衰，证见手足冷；

◆ 心脉实：心火旺，证见舌尖红；

◆ 大肠脉实：为实热，证见便秘，口疮；

◆ 膀胱实涩：为热和瘀血互结，证见痛经，经前下巴暗疮。

这个病例初看起来似乎只是简单的痛经，详细分析脉诊结果，却发现病机非常复杂。总的来说是一个肝、肾虚寒，但同时又伴有心火，大肠实热，膀胱热与血结的寒热错杂的厥阴病。因此在治疗的时候，如果不能全盘考虑给予综合用药，那治疗结果一定就会是比较单一的某一症状改善而已。对于整体病机的改善非常有限。

| 病例 1-7 | 黄某 女 33岁 |

| 主诉、主证及既往病史 | 先后两次怀孕6周和12周,胚胎停止发育而流产,平时并没有明显的不适症状。舌绛,苔薄白,水滑 |

脉诊结果	左外	左内	右内	右外
整手脉	弦迟		弦迟	
寸	弦沉	浮弦缓	浮弦缓	弦
关	弱	洪弦	沉弦	浮弦
尺	弱	弦	弱	弱

现代社会,妇女胎停育的发生率明显增加,引起的因素很多,最主要的原因是女子怀孕年龄偏大,一般多发的年龄都是30岁以上,女子生育能力开始下降,这种情况下的胎停育发生率高,甚至会导致不孕。最有效的方法并不是服药治疗,而是应该在最适合生育的年龄怀孕生子。从长远来看,在适龄年纪怀孕,对于母子的身体都是有利的。如果已经错过了最佳时机,仍然想怀孕生子,就要辅以药物的帮助,加强人体的脏腑功能,提高人体的生育能力。

该患者的传统脉诊结果分析:

◆ 总脉弦迟,肝脉弱,胆脉洪弦:为胆热肝虚的厥阴病;

◆ 胃脉浮弦:为胃虚寒;

◆ 肾和命门脉弱:为肾阴阳两虚;

◆ 脾脉沉弦,为脾虚寒。

患者的肝、脾、肾均弱,胃虚寒,从中医的角度看,这就是她反复胎停育的原因。总的病机是厥阴病,伴有胃虚寒。

| 病例 1-8 | 赵某 男 29岁 |

| 主诉、主证及既往病史 | 睡眠差,入睡慢,眠浅易醒,鼻塞,夜晚明显。眩晕,左耳耳鸣,夜晚潮热。舌绛尖红,苔薄白 |

脉诊结果	左外	左内	右内	右外
整手脉	弦		弦	
寸	弦涩实	浮弦	弦实	弦
关	革	洪弦	浮弦	浮弦

脉诊结果	左外	左内	右内	右外
尺	浮弦	弦紧实	浮弦紧	弦浮

患者证见眩晕、耳鸣，脉弦，很容易让医生联想到《伤寒论》下面两个条文：

第263条：少阳之病，口苦，咽干，目眩也。

第264条：少阳中风，两耳无所闻，目赤，胸中满而烦者，不可吐下，吐下则悸而惊。

从而据此按照少阳病来进行治疗调理。但是我们来看看传统脉诊结果分析：

◇ 总脉弦，肝脉革，胆脉洪弦：为胆热肝寒的厥阴病，并不是少阳病；

◇ 心脉实：为心火旺，证见耳鸣、眩晕、入睡慢；

◇ 大肠脉弦实：为大肠实热，证见鼻塞，夜晚明显；

◇ 膀胱脉弦实：为膀胱的实热；

◇ 胃脉浮弦：为胃虚寒。

总的病机是厥阴病，伴有心火，大肠和膀胱的实热，以及胃虚寒。

上面列举了8个病例，给出了具体的传统脉诊诊断结果以及病机的分析，大家可以看出，即使是临床医生每天临证遇到的看似普通和常见的疾病，其病机是厥阴病的病人都非常常见。如果能够在传统脉诊的诊断帮助下，对厥阴病的诊断和治疗清晰明了的话，临床疗效势必会显著提升，误诊误治的几率也会大大减低。但是当年我首度依靠脉诊帮助，揭开厥阴病的面纱，并且在临床中屡屡获得惊喜和惊人的疗效时，曾天真和激动地认为，所有疑难杂症已经找到了治疗的方法，可以手到擒来，如探囊取物一样容易，如此一来，不知要造福多少病患。当时我认为：万病不离伤寒六经病，连最难的厥阴病我都已经能够借助传统脉诊精准诊断，那么现代西医确诊的癌症、红斑狼疮等免疫病、渐冻症等疑难杂症等等一些被称为不治之证的疾病都应该有治愈的希望了。然而在此后的临床治疗中却并非如此，治疗不理想和失败的病例还是很多。远远没有达到预期的效果。我不禁疑惑，传统脉诊诊断有了，病机抓到了，与之配套的治疗方案也有了，治病效果却不理想，究竟还缺哪一环呢？

自从掌握传统脉诊以后，又经过数年不懈的努力摸索和临床实践，承蒙众多患者的信任和配合，以及关键时刻杨老师给我开启的思路，我才终于更

16

进一步，发现在临床实际中，**厥阴病绝非单纯的厥阴病，绝大部分患者疾病的病机绝不是单纯的厥阴病病机，它还常常合并太阳病、阳明病及其他杂病同时出现，是一个立体复杂和混合的病机，因此在治疗上，也远非仅乌梅丸方加减那么简单。而是需要进行针对复合病机出发的一个全方位多靶点的治疗。** 如果没有传统脉诊的准确诊断帮助，想要抓准如此复杂的病机并进行治疗，想要治愈疑难杂症，从我现在的角度看，无异于痴人说梦。

总之，厥阴病，虚、实、寒、热、表、里、阴、阳错杂，是十分复杂的病机，在临床上的表现症状也是千差万别，虽然仲师在《伤寒论》中给出了厥阴病治疗的主方乌梅丸，但在应对临床中的实际情况时，还是远远不够，绝非只用一个单方乌梅丸加减就可以应对的，仲师之意，只在给大家一个考虑思路和方向，切不可在临床里机械照搬，以免害人害己。

在下面的章节中，我将和大家一起从理论到病案，逐一分享在传统脉诊指导下我对于复合病机致病的认识和治疗经验。

本章作为该书的开篇，在结尾之处，再次强调，千万不要因为看了本章的分析讲解和案例分享，就随意在没有传统脉诊指导下使用乌梅丸加减方。一定要有明确的诊断，有切实可以使用的客观诊断依据，才能处方用药。 原因无他，正如上文给大家讲解的，厥阴病误用柴胡剂，后果严重，反过来，少阳病误用乌梅剂，负效果一样会迅速而毫无温情地给医家一点颜色瞧瞧。就算是已经确诊为以厥阴病为主的病机，如果同时兼见了太阳病或阳明病，也不能单用乌梅丸方，否则后果也会非常严重。其原因是，乌梅丸虽说在组方上是寒热并用，**但毕竟是温补重剂，** 如果病人在厥阴病的基础上，合病了太阳病，那么单纯使用乌梅丸方，其后果也正如太阳病误用少阴病方一样的可怕。比如太阳伤寒，应该使用麻黄汤发汗解表，医家反而用温阳的四逆汤一样，令寒不去而热更郁，引起病人血热妄行，导致大出血的后果。**因此恳请大家一定要谨慎三思，不要草率处方，在没有掌握可以确定指导用药的传统脉法以前，不要轻易拿自己和病人试药。**

我因为特殊机缘，得以在临床中完全还原了可以与古代诸多经典完全接轨的传统脉诊诊断方法及其应用，因此获益匪浅，希望能通过本书有限的文字记述，跟大家分享我在脉诊指导下解读的伤寒以及看到的疾病诊断治疗世界。在下面的章节中，会进一步以病例分析为依托，和大家一起讨论厥阴病与阳明病，厥阴病与太阳病合病的情况，希望能帮助大家进一步了解和掌握真实的临床情况。

第二章

厥阴阳明病篇

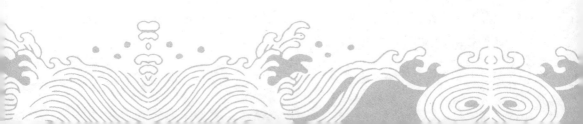

第一节

胃家实的阳明病

通过第一章厥阴病篇讨论，经由典型的病例，给大家引出了在传统脉法指引下对于厥阴病诊断及治疗的认识。从本章开始，我将和大家一起，进一步深入临床实际，以医案分析为依托，通过和大家一起重读在脉诊指导下阅读《伤寒论》体悟的串讲，以及在此基础上对于疾病诊断和治疗新的认识及治疗结果，来和大家分享我在传统脉诊指导下看见的中医世界。

如上一章所述，在传统脉诊的诊断指导下发现，临床实际中的厥阴病其实是很常见的，但是，就如我们常常说的，生病并不会照着教科书来生，单纯的某一经的病，其实在临床中并不多见，实际情况大多是错综复杂的。疾病的表现形式往往是**多经合病或者并病**。单纯的厥阴病或者阳明病，也符合这个规律，在临床中并不多见。然而，通过大量病案的传统脉法诊断结果总结，却可以获知，**厥阴阳明合病或厥阴阳明并病是非常普遍的**。

临床医生对于太阳阳明、太阳少阳、少阳阳明、太阳少阴合病或者并病，表里双感等情况，一般都比较熟悉，这些病机都是在《伤寒论》中有过详细论述的，而对于本章将要讨论的**厥阴阳明合病或并病**就比较陌生。究其原因，一方面是对于**厥阴病**本身的诊断和治疗，如果仅凭"证"来诊断，有较大的难度；另一方面，对于临床实际中的**阳明病**的多种表现形式，认识也十分有限和混淆，甚至还有相当一部分的医生认为，真正的阳明病在临床中很少能够见到。这就导致了在临床中能准确诊断出**阳明病**也变得并不容易。在这两方面的基础上，要想诊断和治疗更进一步发生的**厥阴阳明合病或并病**，对于大多数临床中医生来说，就变成了一项更有挑战性的任务。而这个诊断治疗难点，如果有传统脉法的帮助，就会大大降低难度系数。

实际上，在临床中，通过传统脉诊诊断结果分析发现，**厥阴阳明合病**非常常见，而这个病机正是很多疑难杂症，或者久治不愈的疾病的核心病机，如果没有传统脉诊的客观呈现，连我自己也不敢相信这个事实。因此在临床治疗中，唯有把握住它，才有可能对多种疑难杂症进行触及核心的治疗。

下面我们先看几个概念：

◇ **厥阴阳明合病**，是指厥阴经和阳明经同时发病；

◇ **厥阴阳明并病**，是指厥阴经病未解，又进一步发生了阳明病；

这类**厥阴阳明病**的诊断与治疗，与单纯的阳明病或者单纯的厥阴病的诊断和治疗是有很大区别的。

为了把这个复杂问题一层层讲清楚，在讨论厥阴阳明病之前，我和大家一起，首先来复习一下经典中关于**阳明病**以及其诊断和治疗的论述，经由下面分成几大块的串读，来帮助我们从中入手，更好地把握住厥阴阳明病。

首先，在《素问》中，是怎么论述阳明病的呢？《素问·热论》提出：伤寒"**二日阳明受之，阳明主肉，其脉侠鼻络于目，故身热目疼而鼻干，不得卧也**"；从此处不难看出，阳明病和阳明经（即手阳明大肠经和足阳明胃经）是有关联的。

然后在《伤寒论》里，仲师论述阳明病：

第 180 条：阳明之为病，胃家实是也。

这一条是**阳明病的提纲证**，也就是仲师认为，凡是**胃家的实热证**就是**阳明病**。

第 181 条：问曰：何缘得阳明病？答曰：太阳病，若发汗，若下，若利小便，此亡津液，胃中干燥，因转属阳明；不更衣，内实，大便难者，此名阳明也。

这一条说明阳明病的**由来**是从太阳病传变而来的。

第 182 条：问曰：阳明病外证云何？答曰：身热，汗自出，不恶寒反恶热也。

这一条说明了阳明病的**主证**。

第 186 条：伤寒三日，阳明脉大。

这一条说明了阳明病的**脉象**。

以上几条是《伤寒论》里对**阳明病**提纲挈领的论述。总结一下就是：

◇ 主要病机是胃家实热，它是从太阳病传变而来的；

◇ 主证是身热，汗自出，不恶寒，反恶热；

◇ 主脉是实脉或洪脉。

◇ 对于阳明病的治疗，主要是：病在经的白虎汤证，其脉洪；病在腑的承气汤证，其脉实。

关于阳明病篇治疗用方，对治疗**经证**的白虎汤的论述，参见条文：

第 219 条：三阳合病，腹满身重，难于转侧，口不仁面垢，谵语遗尿。发汗则谵语；下之则额上生汗，手足逆冷。若自汗出者，白虎汤主之。

第 222 条：若渴欲饮水，口干舌燥者，白虎加人参汤主之。

下面两条是对于治疗**腑证**的三个承气汤的论述：

第 207 条：阳明病，不吐不下，心烦者，可与调胃承气汤。

第 208 条：阳明病，脉迟虽汗出，不恶寒者，其身必重，短气，腹满而喘；有潮热者，此外欲解，可攻里也；手足濈然而汗出者，此大便已硬也，大承气汤主之。若汗多，微发热恶寒者，外未解也，其热不潮，未可与承气汤；若腹大满不通者，可与小承气汤微和胃气，勿令至大泄下。

在《伤寒论》中，对于阳明病的论述，一共有 83 条，其中的 207、208、209、212、213、214、215、217、218、220、238、239、240、241、242、248、249、250、251、252、253、254、255、256，**以上这 24 条分别论述了大承气汤、小承气汤和调胃承气汤这三个承气汤的使用。**

讲完了阳明病**在经和在腑**的临床脉、证表现以及治疗方剂的运用以后，仲师又用下面的条文将几大类阳明病中的错杂情况做了一个归类和阐述：

◇ 阳明病篇中，关于**湿热互结**这个病机，使用**茵陈蒿汤**治疗的论述。

第 199 条：阳明病无汗，小便不利，心中懊憹者，身必发黄。

第 200 条：阳明病，被火，额上微汗出而小便不利者，必发黄。

第 236 条：阳明病，发热汗出者，此为热越，不能发黄也；但头汗出，身无汗，剂颈而还，小便不利，渴引水浆者，此为瘀热在里，身必发黄，茵陈蒿汤主之。

第 260 条：伤寒七八日，身黄如橘子色，小便不利，腹微满者，茵陈蒿汤主之。

◇ 阳明病篇中，关于**热与血互结**这个病机，使用**抵当汤**治疗的论述。

第 237 条：阳明证，其人喜忘者，必有蓄血。所以然者，本有久瘀血，故令喜忘。屎虽硬，大便反易，其色必黑者，宜抵当汤下之。

第 257 条：病人无表里证，发热七八日，虽脉浮数者，可下之。假令已下，脉数不解，合热则消谷喜饥，至六七日不大便者，有瘀血，宜抵当汤。

◇ 阳明病篇中，关于下之早，出现的**热扰胸膈**这个病机，使用**栀子豉汤**治疗的论述。

第 221 条：阳明病，脉浮而紧，咽燥口苦，腹满而喘，发热汗出，不恶寒，反恶热，身重。若发汗则躁，心愦愦反谵语；若加温针，必怵惕，烦躁不得眠；若下之，则胃中空虚，客气动膈，心中懊憹，舌上胎者，栀子豉汤主之。

第 228 条：阳明病下之，其外有热，手足温，不结胸，心中懊憹，饥不能食，但头汗出者，栀子豉汤主之。

◇ 阳明病篇中，关于下之早，出现的**热与水互结**这个病机，使用**猪苓汤**治疗的论述。

第 223 条：若脉浮，发热，渴欲饮水，小便不利者，猪苓汤主之。

除了以上几大类的归类描述以外，仲师又用下面的条文来阐述了阳明经与其他几经关联的内容：

◇ 阳明病，少阳证仍在者，可从少阳和解来治疗的论述。

第 229 条：阳明病，发潮热，大便溏，小便自可，胸胁满不去者，与小柴胡汤。

第 230 条：阳明病，胁下硬满，不大便而呕，舌上白胎者，可与小柴胡汤。上焦得通，津液得下，胃气因和，身濈然汗出而解。

第 231 条：阳明中风，脉弦浮大，而短气，腹都满，胁下及心痛，久按之气不通，鼻干，不得汗，嗜卧，一身及面目悉黄，小便难，有潮热，时时哕，耳前后肿。刺之小差，外不解。病过十日，脉续浮者，与小柴胡汤。

第 232 条：脉但浮，无余证者，与麻黄汤；若不尿，腹满加哕者，不治。

◇ 阳明病，太阳证仍在者，可从太阳发汗而解的论述。

第 234 条：阳明病，脉迟，汗出多，微恶寒者，表未解也，可发汗，宜桂枝汤。

第 235 条：阳明病，脉浮，无汗而喘者，发汗则愈，宜麻黄汤。

从上面的两个归类论述可以看出，虽然阳明病也有可能用**少阳的和解法**以及**太阳的发汗法**来进行治疗，**但主要还是以白虎汤的清法和承气汤的下法**为主要的治疗方法。

仲师在书中还提出，阳明病还有**中寒**和**中热**的区别。

第 190 条：阳明病，若能食，名中风；不能食，名中寒。

在本条中，仲师提出了辨别阳明病**中寒**还是**中热**的原则：**能食与不能食**，这里"中"的定义非常重要（本章第四节，我们会就此详细讨论）。

给出了**中寒**的定义以后，仲师就用下面的四条，对阳明病胃虚寒证的表现进行了描述：

第 191 条：阳明病，若中寒者，不能食，小便不利，手足濈然汗出，此欲作固瘕，必大便初硬后溏。所以然者，以胃中冷，水谷不别故也。

第 194 条：阳明病，不能食，攻其热必哕。所以然者，胃中虚冷故也；以其人本虚，攻其热必哕。

第 196 条：阳明病，法多汗，反无汗，其身如虫行皮中状者，此以久虚故也。

第 197 条：阳明病，反无汗而小便利，二三日呕而咳，手足厥者，必苦头痛；若不咳，不呕，手足不厥者，头不痛。

然后，给出了**阳明病胃虚寒证**的治法：

第 243 条：食谷欲呕，属阳明也，吴茱萸汤主之。得汤反剧者，属上焦也。

通过上面几大块的内容，我和大家一起复习，跟着仲师写作的思路，重新阅读了《伤寒论》**阳明病篇**关于阳明病的诊断和治疗的论述。其中，阳明病的提纲证是最为重要的，即："**胃家实是也**"。现在，我们就要来着重讨论一下这个"**胃家**"到底指的是什么？如果不能清晰的定义，那么在临床上，从诊断到治疗，势必会发生混淆和误治。

在阅读和使用《伤寒论》的时候，这个"**胃家**"到底指的是什么？着实困扰了我相当长的时间，若不是经由传统脉法在临床中实际运用的指引，估计会一直困惑于此。

什么是**胃家**呢？有的医家认为，胃家是胃和大肠。如果仅从《素问·热论》来说，或许是有道理的，可是，我在二十多年的临证诊断和治疗时，总是感觉，这个**胃家**应该不仅只限于胃和大肠。但是，如果不是，究竟该依据什么来定义它呢？这个疑问，直到我积累了大量的传统脉诊医案，对脉诊结果进行了系统分析以后，才豁然开朗。

通过脉诊结果发现，**代表实热病症的洪、实脉象，除了出现在胃和大肠以外，在小肠、脾、胆、膀胱、三焦都可以被测查到**，这也就是说，这种实热病发生的范围是相当广泛的，并不仅仅局限在胃和大肠。如果按照这个脉诊结果来定义，**胃家**的范围就应该很广泛了。那到底是按照传统认识的定义方法，即：胃和大肠是胃家，还是按照脉诊结果揭示的范围更广泛的部位来定义**胃家**呢？哪一个定义才更接近临床实际？我又回去反复阅读经典，寻找依据。下面引用的这段经典，或可辅证，从理论上讲，**胃家实就是脾、胃、大肠、小肠、三焦、胆、膀胱的实热病**；也进一步大胆推测，凡是出现在**胃家的实热病，就是阳明病**。经由此推测，再重入临床，通过这个思路指导的临床诊断和治疗进行验证，就得到了满意的治疗结果。不仅能从临床疗效中验证**胃家**的广泛定义，而且对以往治疗不理想，病情反复发作的患者的临床治疗效果都得到了迅速的改善。更令我满意的是，从中医诊断的角度看，反映患者更本质情况的脉象也随之有了根本的改变，各个病脉的脉象经过正确的治疗，都向正常脉象转变。这也解决了我之前多年在临床中最大的困惑，就是临床症状改善了，但是脉象不改，也就是治疗没有触及核心病机的烦恼。

《素问·六节藏象论》：**脾胃大肠小肠三焦膀胱者，仓廪之本，营之居也，名曰器，能化糟粕，转味而入出者也，其华在唇四白，其充在肌，其味甘，其色黄，此至阴之类，通于土气。**

《素问·五脏别论》：**夫胃大肠小肠三焦膀胱，此五者，天气之所生也，其气象天，故泻而不藏，此受五藏浊气，名曰传化之府，此不能久留输泻者也。**

参考以上文献，也说明：**胃家**应该是**包括脾、胃、大肠、小肠、三焦、膀胱的大家庭。**

上面的理论阐述告一段落以后。下面，我们一起来通过医案，在临床中进一步认识阳明病。

病例 2-1 周某 女 75 岁

主诉、主证及既往病史	23 年前脑出血,左足不利,久坐脚肿,肩颈紧,腰酸胀,盗汗,咳痰带血,舌淡紫,胖大,苔白。血压 158/96mmHg			
脉诊结果	**左外**	**左内**	**右内**	**右外**
整手脉	弦紧实		弦紧实	
寸	实浮弦紧	紧洪	浮紧实	沉弦紧实
关	革	实	沉紧	实
尺	弦	弦涩	紧实	弦动

该患者是脑出血后遗症，就诊主述是左半身无力，久坐下肢水肿。一搭手摸脉，脉弦大而有力，如果仅从证和触手脉入手，病机往往会被辨证为肝阳上亢。治疗上会以平肝潜阳为治则，予方镇肝息风汤进行治疗。

但是，当我们分析传统脉诊的诊断结果时，记录显示：

其大肠、胆、胃、三焦均有实脉。这样的结果就揭示：该患者应该是属

24

于阳明病篇中的"**胃家实是也**"的病机，应诊断为**阳明病**。如果是按照以往的辨证思路走，阳明实热这个很重要的病机反而会被遗漏，没有给予相应的治疗。两个截然不同的病机的判断，以及据此的不同用方，当然效果也就会截然不同。

病例 2-2　吴某 女 58 岁

主诉、主证及既往病史	牛皮癣，体重减轻。牛皮癣反复发作，上、下肢，胸背均发红发痒。右肩痛，上背冷。晨起口苦，眠浅易醒，大便溏黏，舌红，尖尤甚，舌稍胖大，苔白厚 既往病史：糖尿病，子宫肌瘤术后

脉诊结果	左外	左内	右内	右外
整手脉	弦紧实		弦紧实	
寸	沉弦紧实	沉弦紧	弦紧实	浮紧实
关	革	弦实	沉弦紧	实
尺	弦	弦涩实	实弦涩	浮弦

我们来看该患者的传统脉诊结果分析，结果显示：

其大肠、胆、胃、膀胱、三焦均有实热脉象，按照这个脉诊结果诊断，这又是一个"**胃家实是也**"的阳明病。实际上，这也正是该患者牛皮癣的主要病机之一。抓住这个病机来治疗，效果就会立竿见影。如果遵循寻常的治疗思路，仅认为是血热生风的病机，予生地、土茯苓、白鲜皮、大青叶、紫草等药，以清热凉血为目的来治疗，是远远不够的。只有据脉抓准了其阳明病的核心病机，才有可能根治此患者的疾病。

病例 2-3　徐某 女 58 岁

主诉、主证及既往病史	后背疼痛难忍。子宫下垂，膀胱下垂，腹泻，右胸痛。胃溃疡，右胁下脂肪瘤，胆结石切除。气短，痰多，舌红苔黄 既往病史：胆结石切除，心电图：t 波改变 胸片：心脏增大，双肺纹理增多

脉诊结果	左外	左内	右内	右外
整手脉	弦缓		弦缓	

脉诊结果	左外	左内	右内	右外
寸	沉弦实涩	弦实	弦滑实	虚
关	弦缓	弦缓	沉弦紧	浮弦
尺	弦	弦缓	弦缓	弦缓

患者的就诊主诉为背痛难忍，来我处就诊前尝试其他各种中、西医治疗均无法缓解。传统脉诊结果显示：

其大肠、小肠都有实热脉，诊断为阳明病。同时，小肠的脉位又是"膻中"的脉位，大肠的脉位又是"胸中"的脉位，也就可以由此诊断：患者胸中和膻中部位有实热存在，而这才是该患者背痛的主要原因。据此思路进行治疗，患者的背痛才会得到真正的根治。

病例2-4 孙某 男 73岁

主诉、主证及既往病史	脑出血后遗症，右半身紧而无力，畏寒，足冷，咳嗽，痰多，舌红，苔薄白。既往病史：高血压、脑出血

脉诊结果	左外	左内	右内	右外
整手脉	弦 实 数		弦 实 数	
寸	弦实	弦实	弦实	弦实
关	革	弦实	革	洪
尺	浮弦	弦实	革	浮弦

该患者是脑出血后遗症，主要表现是右半身发紧而无力，既往病史高血压。

传统脉诊结果显示：

其大肠、小肠、胆、膀胱均有实脉；胃脉洪。这就是所谓的**"胃家实是也"**，为阳明病。如果仅从证入手，是很难辨别出这一病机的。患者脑出血后遗症，伴有高血压，脉弦大有力，往往容易辨证为肝阳上亢，治疗上会从平肝潜阳入手，方予镇肝息风汤治疗。而**阳明实热**这个很重要的病机反而会被遗漏，治疗结果自然不能尽如人意。

病例 2-5 　朱某　女　71 岁

主诉、主证及既往病史	前臂红痒反复发作，自觉体内发热，口渴，口苦，目干，头晕，舌红，苔白偏干。 既往病史：慢性乙型肝炎，左乳癌术后（2010 年），糖尿病，高血压

脉诊结果	左外	左内	右内	右外
整手脉	紧实		紧实	
寸	浮弦紧实	浮紧缓实	紧缓实	洪
关	弦洪	弦实	实	革
尺	弦	实	浮弦	弦动

该患者前臂皮肤反复红痒，稍吃热气的食物就发作，烦扰不堪。既往病史乳癌术后、糖尿病、高血压、慢肝。

脉诊结果提示：大肠、小肠、胆、脾、膀胱皆为实热脉。可诊断为**胃家实的阳明病**。一般清热凉血的治疗仅仅能短期改善症状，无法断根，这才使得疾病反复发作，如果不从其阳明病的主要病机来治疗，不仅皮肤疾患难以痊愈，其乳癌的复发也只是时间迟早的问题。同时，依据脉诊结果可知，她的阳明实热这样严重，中风的风险也高，属于高危的范畴。

这样一位患者前来看诊皮肤红痒，如果医者既能在传统脉诊的帮助下解决她的皮肤疾患，又能为她将更大的隐患去除，实在就不负医者之名了。

病例 2-6 　马某　女　65 岁

主诉、主证及既往病史	心下热，反酸，面肌痉挛，口苦，胸闷，嗳气多，舌绛胖大，苔薄白。既往病史：右乳腺癌术后，化疗后，高脂血症。 血压：109/70mmHg

脉诊结果	左外	左内	右内	右外
整手脉	弦紧		弦紧	
寸	浮弦紧	浮弦紧实	浮弦紧实	虚
关	弦	弦	革	浮弦
尺	弦缓	弦	弦	浮

这同样是一位乳癌术后患者，传统脉诊结果显示：

大肠、小肠有实热脉，提示同样也是有膻中和胸中的实热证，诊断有**阳**

明病的病机存在。这样的脉象也可以提示，患者虽然已经做完乳腺癌的切除手术，常规的放、化疗也已经做完，但致病的根本原因从中医的脉象上看依然存在。治疗的时候若仅仅从证入手，患者口苦、胸闷、嗳气多，舌绛胖大，苔薄白，据此一般都会辨证为肝脾不和，予以疏肝健脾的治疗。时方会用加味逍遥散，经方会以柴胡桂枝干姜汤加减来入手治疗。而她的**阳明病**这个重要的病机就被遗漏了，没有得到任何有效的干预治疗，如果如前所述进行治疗，不仅症状的改善非常有限，而患者癌症的复发也是早晚的事情。我据脉按照有阳明病的病机来进行治疗，她的诸般主诉症状很快得到缓解，而各部位的实脉脉象也趋于正常，根据脉象结果就可以断言，患者乳癌复发的隐患已经得到解除。

从上述几个医案可以看出，阳明病的临床表现是多种多样的，如果仅仅从"证"的角度出发加以诊断而没有传统脉法的诊断帮助，要发现和确诊阳明病是有很大难度的，而诊断的不明确性势必带来临床中的误治和漏治。大家可以看到，在列举的这些医案中，针对这个病机，如果从脉的角度来进行诊断，就会容易得多，只要发现**"胃家"的实脉**，就可以抓住**阳明病**的病机，诊断和治疗起来就会大大提高精准度和疗效。

——— 第二节 ———

太阳蓄血与阳明病

上面的论述和医案举例，给大家初步展现了临床中**阳明病**的情况，下面我们来探讨更进一步的问题，来谈谈**太阳蓄血证与阳明病**的关系。

在我们上面《伤寒论》的分块阅读中提到过，对于阳明病的治疗来说，除了上述阳明病篇提到的三承气汤、茵陈蒿汤，栀子豉汤，猪苓汤以外，另外还有几个药方：**桃核承气汤、抵当汤、大陷胸汤、三黄泻心汤**。

这几个药方，它们应该归到哪一篇中呢？是属于阳明病的用方呢？还是属于太阳病用方？

在《伤寒论》中：

第 106 条：太阳病不解，热结膀胱，其人如狂，血自下，下者愈。其外不解者，尚未可攻，当先解其外。外解已，但少腹急结者，乃可攻之，宜桃核承气汤。

第 124 条：太阳病六七日，表证仍在，脉微而沉，反不结胸，其人发狂者，以热在下焦，少腹当硬满；小便自利者，下血乃愈。所以然者，以太阳随经，瘀热在里故也，抵当汤主之。

上述两条是仲师论述太阳蓄血证的。我当年阅读这个部分的时候，就反复考虑过，**太阳蓄血证到底应该是属于太阳病还是阳明病？如果是太阳病，为什么用的治法是大黄、芒硝的阳明下法？如果是阳明病，为什么仲师又要取名为"太阳"蓄血证呢？**

仲师在条文中，清晰地说明了**太阳蓄血证**的病机：

第 106 条说的是：**热结膀胱；**

第 124 条说的是：**热在下焦，瘀热在里。**

也就是说，**病机是膀胱的实热和血的互结**，一方面用芒硝、大黄泄热，一方面用桃仁、水蛭活血。所以在归属上：

◇ 如果**从病机来说**，它是膀胱和下焦的瘀热互结，应该属于**胃家实的阳明病。**

◇ **在治法上**，因为它是热与血互结的这类阳明病，**除了泄热以外，还要同时进行活血治疗。**

既然从病机分析到治疗思路都证明它是归属于阳明病的，为什么仲师又要叫它"**太阳**蓄血证呢？

◇ 一种解释是，膀胱是太阳经的内腑，实热和瘀血结在膀胱，所以称它为**太阳蓄血**。

◇ 另一个解释会不会是：仲师将太阳蓄血证安排在太阳病篇来讲解，是由《伤寒论》的辨证特点来决定的呢？

虽然说《伤寒论》在成书的时候，是以病、脉、证三个方面来进行辨证诊断的，但实际上，在写作表达上，还是以病和证为主，脉为辅的方式进行。"太阳之为病，脉浮，头项强痛而恶寒"这个是我们最熟悉的太阳病的提纲证。而**太阳蓄血证**的临床表现，除了发狂的精神症状以外，像腰痛，头痛，小腿痛等，都是非常常见的症状，这些症状都是发生在**太阳经**上的，如果从**证**的角度来归类，就应该算是太阳病了。这也许就是仲师在写书的时候，将**太阳蓄血证**安排在太阳病篇的主要原因。作为临床医生，如果认可仲师的这个写作思维，明白原因以后，在此基础上，遇到同样都是头痛、腰痛、小腿痛的病人，**就需要辨清，这些症状是因为"太阳伤寒"引起的呢，还是"太阳蓄血"导致的？从而加以不同的对待和治疗。**

但是我认为，不管怎么分属，**总的来说，从病机上来看，太阳蓄血证，都是膀胱实热的阳明病，无论是从证来入手，还是从脉来入手，最终都要辨明其核心的阳明病的病机，也就是：膀胱的实热与血互结这个病机来加以治疗，才可以触及疾病的根本。**

我们据此论述再回过头分析上面的病例：

病例 2-2　**吴某 女 58 岁**

| 主诉、主证及既往病史 | 牛皮癣，体重减轻。牛皮癣反复发作，上、下肢，胸背均发红发痒。右肩痛，上背冷，晨起口苦，眠浅易醒，大便溏黏，舌红，尖尤甚，舌稍胖大，苔白厚
 既往病史：糖尿病，子宫肌瘤术后 | | | |

脉诊结果	左外	左内	右内	右外
整手脉	弦 紧 实		弦 紧 实	
寸	沉弦紧实	沉弦紧	弦紧实	浮紧实
关	革	弦实	沉弦紧	实
尺	弦	弦涩实	**实弦涩**	浮弦

这位牛皮癣病人，从脉表上看，她的膀胱和三焦部位的就是**实脉和涩脉**同现，也就反映出疾病的**病机是热与血互结的太阳蓄血证**。按照这个病机加以治疗以后，临床表现是其全身的牛皮癣都消退了，最后只余下小腿的绝骨穴附近的皮癣久而不退。究其原因，是因为由蓄血的病机导致的疾病要想得到彻底根除，需要一个比较长的治疗过程。但是不论这个治疗时间有多长，只要是依循正确的病机判断加以治疗，就可以很有信心地相信，疾病一定可以得到治愈。

第三节

结胸证与阳明病

上面我们探讨了**太阳蓄血证**，下面紧接着，就进入临床中的另一个难点：**结胸证**。之所以把这个难点放在这里探讨，是因为它也面临和太阳蓄血证同样的问题，**它到底应该归属于太阳病还是阳明病呢？**

在《伤寒论》中：

第 128 条：问曰：病有结胸，有藏结，其状如何？答曰：按之痛，寸脉浮，关脉沉，名曰结胸也。

第 129 条：何谓藏结？答曰：如结胸状，饮食如故，时时下利，寸脉浮，关脉小细沉紧，名曰藏结，舌上白胎滑者，难治。

第 134 条：太阳病，脉浮而动数，浮则为风，数则为热，动则为痛，数则为虚，头痛发热，微盗汗出，而反恶寒者，表未解也。医反下之，动数变迟，膈内拒痛，胃中空虚，客气动膈，短气躁烦，心中懊憹，阳气内陷，心下因硬，则为结胸，大陷胸汤主之。若不结胸，但头汗出，余处无汗，剂颈而还，小便不利，身必发黄。

第 135 条：伤寒六七日，结胸热实，脉沉而紧，心下痛，按之石硬者，大陷胸汤主之。

以上几条条文是论述**结胸证**的，同样的问题，结胸证属于太阳病呢还是**阳明病**？

◆ 第 135 条明确提出结胸证的**病机**：即**结胸热实**。它是**实热和饮邪互结胸中**。

◆ **症状**表现为"心下痛，按之石硬"。

◆ **治疗**上用芒硝、大黄来泄阳明实热，用**甘遂**来泄饮邪。

这就是著名的**大陷胸汤方**的使用适应证。

从病机上看，它的确应该属于阳明病，是水、热互结的阳明病。那为什么仲师要在太阳病篇来论述结胸证呢？我当年在这个点也困惑了很长时间。如果仅从结胸证的典型表现："心下痛，按之石硬"，是不好理解的，但如果从临床传统脉诊的诊断结果角度看，就很好解释了。

在学习传统脉诊以前，我在临床中从来没有使用过大陷胸汤这个方子，一个是辨证不清，一个是芒硝、大黄、甘遂皆是虎狼之品，在诊断不明的情况下，不敢轻率使用。虽然自从学中医起就从未停止过阅读《伤寒论》，但每读至此，往往心生疑惑，这样一个不常见的疾病，仲师为何要放在位于全书靠前章节的太阳病篇来论述呢？在临床中到底要如何来判别和治疗呢？学习应用了传统脉诊系统之后，经由不断的临床，逐渐就发现，如果从脉诊的角度出发，**结胸证**在临床上原来是一类很常见的疾病，只不过它更常见的临床表现并不是"心下痛"，**而是表现出背痛、肩痛，或是颈项痛，如柔痉状**（**即项背僵硬不适，伴汗出**）。这些症状和太阳病的头项强痛十分相似。从脉象上来看，太阳病脉浮，结胸证是寸脉浮，二者在这个脉象上十分相似。据此，我也就领悟了，仲师在此处提出的"心下痛，按之石硬"的描述，重点是想表述**病在里**。同时关脉沉，也在表达**病在里，而非在表**的深意。这样一来，**结胸证是似太阳病而实际上是阳明病这个答案就终于清楚了。**

下面我们还是依托病案来进一步明晰这个观点：

病例 2-7　胡某 女 62 岁

| 主诉、主证及既往病史 | 双侧肩、肘、髋关节疼痛4个月，由于疼痛剧烈，西医给予强的松20mg-40mg-10mg连续服用40天，疼痛稍减，伴有盗汗，便秘，心下膨隆如水囊，按之不痛，但有冷感。舌红，苔薄白 | | | |

脉诊结果	左外	左内	右内	右外
整手脉	实 弦 滑		实 弦 滑	
寸	弦	实弦滑	实弦滑	沉滑
关	弦	洪	实沉弦滑	实
尺	弦缓	弦滑实	弦滑	弦

该患者周身关节疼痛剧烈，完全不能正常生活，经过多方西医、针灸、中药治疗，均没有缓解，其中，尤其是肩关节最为疼痛。

传统脉诊结果显示：

整手脉实大弦滑，应诊断为**阳明实热和饮邪互结的大陷胸汤证**。

虽然病人症状表述里并没有陷胸汤的"心下痛，按之石硬"的症状，但笔者还是据脉开出了大陷胸汤加减方给予治疗，患者服用后关节疼痛明显减轻，便秘改善。

这样看上去峻猛的药方，患者服用以后，也并没有出现任何腹泻的症状，尤其是心下的水囊明显减小。随脉加减药方，连续服药10个月以后，全身关节疼痛消失，随诊未复发。根据治疗结果，可以反过来断定，该患者确实是大陷胸汤证。如果按照过往常规思路，或会诊断为风、寒、湿所导致的痹证来进行治疗，那治疗结果肯定就是无效的。实际上，之前给她治疗的中医生也确实是按照这个思路来开方的。这个病例也从另外一个角度看出，就算是凭经验猜测到患者可能是一个大陷胸汤证，也不敢在没有脉诊指导的情况下，连续开出这么长疗程的大陷胸汤进行治疗。

病例 2-3	徐某 女 58 岁			
主诉、主证及既往病史	后背疼痛难忍。子宫下垂，膀胱下垂，腹泻，右胸痛。胃溃疡，右胁下脂肪瘤，胆结石切除。气短，痰多，舌红苔黄 既往病史：胆结石切除，心电图：t 波改变 胸片：心脏增大，双肺纹理增多			

脉诊结果	左外	左内	右内	右外
整手脉	弦缓		弦缓	
寸	沉弦实涩	弦实	弦滑实	虚
关	弦缓	弦缓	沉弦紧	浮弦
尺	弦	弦缓	弦缓	弦缓

这位患者，前面提到过，脉诊结果显示其大肠、小肠、都有实热脉，诊断为**阳明病**。患者的主诉为背痛难忍，经过各种治疗，经久不愈。患者的工作环境又是在冷库。很容易根据症状推测其有太阳伤寒，或者内寒停留，还有中医生建议患者做背部腧穴温灸治疗的。但是，我们前面也讲过，小肠的脉位又代表膻中，大肠的脉位又代表胸中，也就是说，其脉象显示，她在胸中和膻中的部位有实热存在，提示医家，患者有**阳明实热和水饮互结**这个病机，这正是造成其背痛的主要原因。据此进行治疗，背痛就大好了。如果认为是有寒邪，使用温热的治疗方法或者药物，就会背道而驰了。

第四节

中寒与中热的阳明病

上面，我们围绕《伤寒论》条文以及有详细脉诊结果的医案，一层层分析，厘清了临床中出现的**阳明病，太阳蓄血证和结胸证**。下面我们接着来深入探讨阳明病中另一个重要的部分：**中寒与中热**。

《伤寒论》**第190条：阳明病，若能食，名中风；不能食，名中寒。**

正如本条论述，仲师以**能食和不能食**来鉴别阳明中风和中寒。**能食的就是阳明实热证；不能食的就是阳明中寒证，即阳明虚寒证。**

◇ 阳明实热证，代表用方是承气汤。

◇ 阳明虚寒证，代表用方是吴茱萸汤。

在中医的临证诊断中，分清寒、热、虚、实是非常重要的。从理论上来说，**对于阳明病中风和中寒的治疗，是不可能既用大黄、芒硝，又用吴茱萸的，应该是一个非此即彼的关系。**那么临床实际的情况是不是这样的呢？

我们再深入一步来看阳明病的复杂性：

我们在前面讲到，胃家，包括脾、胃、大肠、小肠、三焦、膀胱，发生在胃家的实热病就是阳明病。那么，是否在发病时，"胃"就一定有实热呢？即胃家实的阳明病，"胃"本身在发病时是不是也一定是实的呢？这里，我们从**胃家**的角度，重新分析几个上面提到过的病例的传统脉诊结果。

病例 2-1 周某 女 75岁

主诉、主证及既往病史	23年前脑出血,左足不利,久坐脚肿,肩颈紧,腰酸胀,盗汗,咳痰带血,舌淡紫,胖大,苔白。血压 158/96mmHg			
脉诊结果	左外	左内	右内	右外
整手脉	弦紧实		弦紧实	
寸	实浮弦紧	紧洪	浮紧实	沉弦紧实
关	革	实	沉紧	实
尺	弦	弦涩	紧实	弦动

传统脉诊结果分析结论是：大肠、胃、胆、三焦实热；**脾寒**。

病例 2-2 吴某 女 58 岁

主诉、主证及既往病史	牛皮癣,体重减轻。牛皮癣反复发作,上、下肢,胸背均发红发痒。右肩痛,上背冷,晨起口苦,眠浅易醒,大便溏黏,舌红尖红稍胖大,苔白厚 既往病史:糖尿病,子宫肌瘤术

脉诊结果	左外	左内	右内	右外
整手脉	弦紧实		弦紧实	
寸	沉弦紧实	沉弦**紧**	弦紧**实**	浮紧实
关	革	弦实	沉弦**紧**	**实**
尺	弦	弦涩实	**实弦涩**	浮弦

传统脉诊结果分析结论:大肠、三焦、胃、膀胱实热;**脾寒**。

病例 2-3 徐某 女 58 岁

主诉、主证及既往病史	后背疼痛难忍,子宫下垂,膀胱下垂,腹泻,右胸痛。胃溃疡,右胁下脂肪瘤,胆结石切除。气短,痰多,舌红苔黄 既往病史:胆结石切除,心电图:t 波改变 胸片:心脏增大,双肺纹理增多

脉诊结果	左外	左内	右内	右外
整手脉	弦缓		弦 缓	
寸	沉弦实涩	**弦实**	弦滑实	虚
关	弦缓	弦缓	**沉弦紧**	**浮弦**
尺	弦	弦缓	弦缓	弦缓

大肠、小肠实热;**脾、胃虚寒**。

病例 2-4 孙某 男 73 岁

主诉、主证及既往病史	脑出血后遗症,右半身紧而无力,畏寒,足冷,咳嗽,痰多,舌红,苔薄白。既往病史:高血压、脑出血

脉诊结果	左外	左内	右内	右外
整手脉	弦实数		弦实数	

续表

脉诊结果	左外	左内	右内	右外
寸	弦实	弦实	弦实	弦实
关	革	弦实	**革**	洪
尺	浮弦	弦实	**革**	浮弦

传统脉诊结果分析结论：大肠、小肠、膀胱、胆、胃实热；**脾、三焦虚寒**。

病例 2-5 　朱某 女 71 岁

主诉、主证及既往病史	前臂红痒反复发作,自觉体内发热,口渴,口苦,目干,头晕,舌红,苔白偏干。既往病史:慢性乙型肝炎,左乳癌术后(2010 年),糖尿病,高血压			

脉诊结果	左外	左内	右内	右外
整手脉	紧实		紧实	
寸	浮弦紧实	浮紧缓实	紧缓**实**	洪
关	弦洪	弦**实**	实	**革**
尺	弦	**实**	浮弦	弦动

大肠、小肠、脾、胆、膀胱、三焦实热，**胃虚寒**。

病例 2-6 　马某 女 65 岁

主诉、主证及既往病史	心下热,反酸,面肌痉挛,口苦,胸闷,嗳气多,舌绛胖大,苔薄白。既往病史:右乳腺癌术后,化疗后,高脂血症 血压:109/70mmHg			

脉诊结果	左外	左内	右内	右外
整手脉	弦紧		弦紧	
寸	浮弦紧	浮弦紧实	浮弦紧实	虚
关	弦	弦	**革**	**浮弦**
尺	弦缓	弦	弦	浮

大肠、小肠实热，**脾、胃虚寒**。

通过以上的脉诊结果分析可以看出来，阳明病发生时，并不是同时所有的**胃家**都是实热，尤其是"**胃**"有时候是实，有时候反而是**虚寒**的。这正好反映出临床实际中阳明病的复杂性。为什么说它复杂呢？

◆ 胃家实，在治法上要用泻下法，用药当以芒硝、大黄并用。

◆ 如果是胃虚寒，在治疗上就需要用温补法，治法是吴茱萸汤主之。

可是如果患者同时又有虚又有实存在的时候，是不是需要大黄、芒硝和吴茱萸一起使用呢？如果这样使用，和以往认知的两类药使用的时候"非此即彼"的观点就会截然不同。

当我在临床脉诊中得到这个结论的时候，一开始对这样的使用是不愿意相信甚至是排斥的。但是当我最后大胆地跟随脉诊结果用方以后，治疗效果就说明了一切，可以说是非常满意。这样"攻补兼施""补泻同用"的用药方法为我打开了一大片新的治疗天地。在反复的验证以后更确认，在临床治疗中，确实是要根据实际情况来这样使用的。

那这样的用法，是我自己据脉首创的呢？还是历史上也有其他医家用过呢？我又返回去查询历代经典，发现这样的用法在经典中是有记载的。请参考下面的引文：

泽漆茱萸汤（出自《千金方·小儿痫》）

治小儿夏月暴寒，寒入胃则暴下如水，四肢被寒所折，则壮热经日，热不除，经月许日变，通身虚满，腹痛，其脉微细，服此汤一剂，得效后渐神安方。

泽漆　青木香　海藻各二分　吴茱萸三分　茯苓　白术　桔梗　芍药当归各五分　大黄一分

上十味，㕮咀，以水四升，煮取一升半，二百日至一岁儿，一服二合半；一岁以上至二岁，一服四合

茱萸硝石汤（出自《千金方·癖冷积热》）

主治久寒，不欲饮食，数十年癖饮方。

吴茱萸八合　硝石一升　生姜一斤

上三味，以酒一斗水解令得二斗，煮药，取四升，服二升，病即下，去勿更服也。初下如泔，后如污泥，若如沫滓。吐者，更可服之。养如乳妇法。

大家可以看到，以上两方就是吴茱萸和芒硝、大黄同用的方剂。虽然经典中记载很少，但是也能佐证古代医家已经对这个"补泻同用"的问题有了认识。这也再一次让大家认识到临床中对应于复杂的阳明病的复杂治法。

其实，如果我们仔细阅读《伤寒论》，仲师已经提到了这个问题：

第194条：阳明病，不能食，攻其热必哕。所以然者，胃中虚冷故也；以其人本虚，攻其热必哕。

阳明病即胃家实，在胃家实的情况下，如果胃虚冷，治疗的时候不顾胃虚寒，只用芒硝、大黄攻其热，便会更伤其胃，而哕不能食也。

通过上面的讨论，我们明晰了阳明病的复杂性，即：**"胃家实"的时候，同时需要辨别患者"胃"是实还是虚。**在进行阳明病的治疗时，胃气的虚、实判断非常重要，甚至直接影响到最后的治疗结果。在临床中如果仅仅凭借**能吃**还是**不能吃**来加以判断，对实际治疗的指导准确度并不高，如果同时辅以传统脉诊结果共同加以判断，就会准确和容易得多了。

第五节

厥阴阳明病

在本章中，为了给大家清楚讲明白**厥阴阳明病**，我在上面花了较大的篇幅，以医案和理论叙述相结合的方式，先详细跟大家一起讨论了阳明病的诊断和治疗，尤其是从传统脉诊的角度分析了如何诊断阳明病，并在此基础上深入阐述了阳明病中的几个难点：**太阳蓄血、结胸，**以及**阳明病胃家实和胃虚寒并存**的情况。在这里，我仅仅和大家讨论了**阳明腑实证，**因为这种病机在临床中非常常见，如果仅凭"证"的角度来诊断，又会很困难，经常会有漏诊和误诊，给临床医家带来经久的困惑。

下面，进入本章的核心讨论：厥阴阳明病。厥阴阳明病包括：

◇ **厥阴经和阳明经同时发病的合病**

◇ **厥阴经病未解，又进一步发生了阳明病的厥阴阳明并病**

总之，是一类**在厥阴病基础上又发生的阳明病。**在诊断上来说，需要既诊断出厥阴病，又要辨清阳明病。厥阴病的提纲证是："厥阴之为病，消渴，气上撞心，心中疼热，饥而不欲食，食则吐蚘，下之利不止"。我们在

第一章已经详细讨论过厥阴病，因此知道，仅凭厥阴病的这个提纲证来诊断出厥阴病是很困难的。但是如果从传统脉诊着手就容易很多，也就是：**厥阴病的肝脉应该为革、虚或浮脉的肝虚寒的脉，以及胆、心包多见热象脉的寒热错杂的情况。其中，肝虚寒的脉象是厥阴病的主要诊断指征。而阳明病诊断核心是胃家实是也，主脉是"胃家"的实脉或洪脉。**

因为我们已经在第一章和本章的上半部分将单纯的厥阴病和阳明病的诊断分别解释清楚了，所以只要分别找到厥阴病和阳明病的提纲证和主脉，**厥阴阳明病**的诊断也就明确了。现在我们按照这个思路，再来看之前的医案：

病例 2-1　周某　女　75 岁

主诉、主证及既往病史	23 年前脑出血，左足不利，久坐脚肿，肩颈紧，腰酸胀，盗汗，咳痰带血，舌淡紫，胖大，苔白。血压 158/96mmHg			
脉诊结果	**左外**	**左内**	**右内**	**右外**
整手脉	弦紧实		弦紧实	
寸	实浮弦紧	紧洪	浮紧实	沉弦紧实
关	革	实	沉紧	实
尺	弦	弦涩	紧实	弦动

病例 2-2　吴某　女　58 岁

主诉、主证及既往病史	牛皮癣，体重减轻。牛皮癣反复发作，上、下肢，胸背均发红发痒。右肩痛，上背冷。晨起口苦，眠浅易醒，大便溏黏，舌红，尖尤甚，舌稍胖大，苔白厚 既往病史：糖尿病，子宫肌瘤术后			
脉诊结果	**左外**	**左内**	**右内**	**右外**
整手脉	弦紧实		弦紧实	
寸	沉弦紧实	沉弦紧	弦紧实	浮紧实
关	革	弦实	沉弦紧	实
尺	弦	弦涩实	实弦涩	浮弦

病例 2-3　徐某　女　58 岁

主诉、主证及既往病史	后背疼痛难忍。子宫下垂,膀胱下垂,腹泻,右胸痛。胃溃疡,右胁下脂肪瘤,胆结石切除。气短,痰多,舌红苔黄 既往病史:胆结石切除,心电图:t 波改变 胸片:心脏增大,双肺纹理增多

脉诊结果	左外	左内	右内	右外
整手脉	弦缓		弦缓	
寸	沉弦实涩	弦实	弦滑实	虚
关	弦缓	弦缓	沉弦紧	浮弦
尺	弦	弦缓	弦缓	弦缓

病例 2-4　孙某　男　73 岁

主诉、主证及既往病史	脑出血后遗症,右半身紧而无力,畏寒,足冷,咳嗽,痰多,舌红,苔薄白。 既往病史:高血压、脑出血

脉诊结果	左外	左内	右内	右外
整手脉	弦 实 数		弦 实 数	
寸	弦实	弦实	弦实	弦实
关	革	弦实	革	洪
尺	浮弦	弦实	革	浮弦

病例 2-5　朱某　女　71 岁

主诉、主证及既往病史	前臂红痒反复发作,自觉体内发热,口渴,口苦,目干,头晕,舌红,苔白偏干。 既往病史:慢性乙型肝炎,左乳癌术后(2010 年),糖尿病,高血压

脉诊结果	左外	左内	右内	右外
整手脉	紧实		紧实	
寸	浮弦紧实	浮紧缓实	紧缓实	洪
关	弦洪	弦实	实	革
尺	弦	实	浮弦	弦动

病例 2-6　马某　女　65 岁

主诉、主证 及既往病史	心下热，反酸，面肌痉挛，口苦，胸闷，嗳气多，舌绛胖大，苔薄白。 既往病史：右乳腺癌术后，化疗后，高脂血症。血压：109/70mmHg			
脉诊结果	左外	左内	右内	右外
整手脉	弦紧		弦紧	
寸	浮弦紧	浮弦紧实	浮弦紧实	虚
关	弦	弦	革	浮弦
尺	弦缓	弦	弦	浮

我们重新回顾上面提到的 6 个病例，之前已经讨论过了，这 6 个病例根据传统脉诊结果分析，都有**阳明病**，再重新来看他们的主证：

病例 2-1：主证为中风，伴咳血。

病例 2-2：主证为牛皮癣。

病例 2-3：主证为背痛伴有胃酸反流腹泻。

病例 2-4：主证为中风后遗症，伴有咳嗽痰多。

病例 2-5：主证为皮肤瘙痒伴有口苦口渴。

病例 2-6：主证乳腺癌术后伴有心下疼热，口苦，嗳气。

如果暂时放下阳明病的考虑角度，从"厥阴病"的提纲证入手来分析这些病例：

消渴，气上撞心，心中疼热，饥而不欲食，食则吐蛔，下之利不止。

上述医案中的病例 2-3、2-5、2-6 都有可能是厥阴病；而第 2-1、2-2、2-4 病例则无法确定。

如果我们从传统脉诊入手分析：

病例 2-1、2-2、2-4 肝脉为革脉和浮弦脉，胆为实和洪弦脉，是为肝寒胆热。即可以诊断为**寒热错杂的厥阴病**。

病例 2-3、2-5、2-6 的肝脉为弦脉和弦洪脉。就都不是厥阴病的脉象。

这样一来，就可以很确定和快速地诊断出，上述的病例 2-1、病例 2-2 和病例 2-4，**都是厥阴阳明病。**

通过这样的方式，各个病例的复合病机就能被分析得清清楚楚，在此诊断基础上加以针对性很强的治疗，不仅疗效满意，作为医者，病人经过治疗，会不会好转？为什么会好转？就再也不会疑惑了。从此就能告别给患者看了半天病，病人到底是怎么好的，好到什么程度？医生本人也云山雾罩只能靠猜测和推断的困局。

下面我们再来按照这个思路分析以下病例：

病例 2-8 郭某 女 54 岁

主诉、主证及既往病史	肩背痛,咳嗽,黄痰多,口苦,胃胀,胃酸反流,便秘,月经不畅,颜色紫黑。舌绛苔白 既往病史:子宫肌瘤,乳腺囊肿,甲状腺结节,高血压,心肌缺血

脉诊结果	左外	左内	右内	右外
整手脉	浮紧缓		浮紧缓	
寸	涩沉实	浮紧缓滑	弦紧实	弦缓
关	革	缓滑	虚	弦
尺	缓	实缓涩	弦缓	弦动

这个病例从临床症状上来看，错综复杂，从传统脉诊结果来看，也是非常复杂。我们来看传统脉诊分析结果：

◆ 肝脉革：为肝寒；胆脉缓滑：为热。所以是厥阴病的脉象，口苦、胃胀都是**厥阴病**的证；

◆ 大肠、膀胱脉实：为实热，是胃家实的**阳明病；**

◆ 其中，胸的脉位，脉弦紧实：是水热互结的**陷胸汤证**，所以患者肩背痛，咳嗽，黄痰多，西医检查发现的乳腺囊肿，甲状腺结节，都和这个病机相关；

◆ 膀胱脉实、缓、涩：是热与血结的**膀胱蓄血证**，所以月经不畅，久而成为子宫肌瘤。

◆ 脾脉虚：为脾虚寒。

通过上面脉、证的全盘分析，该患者可以诊断为**厥阴阳明合病**。其中的阳明病部分，既有蓄血，又有结胸，这也就是我们经常提到的**痰瘀互结**的病机。

通观该病例，虽然患者症状很多，病机复杂，但是由于有了传统脉诊的帮助，看诊医生就可以将其病机逐一梳理清楚，治疗上也就不会顾此失彼，或者只涉及一个方面，而是能够把握全局，给予患者一个真正的全身调理。

病例 2-9　林某 女 62 岁

主诉、主证 及既往病史	患者就诊前 4 个月开始脱发,目前已经非常严重,之前浓密的头发变得稀稀疏疏,眼看就要全秃了。声音沙哑,易腹泻,吃冷及油腻食物腹泻加重,腹胀,入睡慢,其他无不适。 既往病史:20 年前患急性肾小球肾炎引起肾衰,肾透析 5 年,于 15 年前行肾移植手术

脉诊结果	左外	左内	右内	右外
整手脉	沉 弦 缓 滑		弦 缓	
寸	沉弦	沉弦缓滑	弦实缓	弦
关	浮弦缓	弦滑	弦紧	牢
尺	弦	缓滑涩	弦实涩	弦

该患者来看诊前已经看过西医,西医诊断病因不明,认为脱发无法逆转,建议植发。从中医来看,肾者,其华在发,一般如果是肾虚引起的脱发,发生比较缓慢,不会这样激烈。如此严重的脱发,必然有其他原因。但主诉中,除了脱发外,主要是消化系统的症状。

传统脉诊结果分析:

◆ 总脉弦缓滑,肝脉浮弦缓,胆脉弦滑:是胆热肝寒的厥阴病;

◆ 大肠和三焦脉实,小肠、胆、膀胱脉滑:为胃家实的阳明病;

◆ 胃脉牢:为胃寒。

据此,该患者总的病机是**厥阴病**,伴有**胃虚寒**的**胃家实的阳明病**。其中,胃家实的阳明病是引起她急性脱发的主要病机。发为血之余,胃家实热,引起血热,热灼发根,引起脱发,当务之急,要清泻阳明实热,热去则头发会自然恢复。根据这个诊断,患者连续治疗 10 个月后头发完全恢复原来的浓密和长度,不仅如此,脱发前半白的头发被重新长出来的全黑的头发代替。

第六节

藏结

下面就进入我们本章的最后一个论题，我们先来看下面几个病例。

病例 2-10　何某　女 72 岁

主诉、主证 及既往病史	左肺尖结节 1 厘米，易疲乏，偶尔咳嗽，眠浅，纳少，夜尿多，舌红苔黄。 血压 142/70mmHg			
脉诊结果	**左外**	**左内**	**右内**	**右外**
整手脉	弦紧实		弦紧实	
寸	弦实	弦紧实	弦紧实	弦
关	缓浮	弦实	弦缓	革
尺	缓	缓实	弦紧实	弦缓

该患者症状不明显，是在常规西医体检时才发现肺部有结节，尚未进一步活检确诊。

传统脉诊结果显示：

◇ 大肠、小肠、胆、膀胱、三焦实热，是**阳明病**。胃脉革，是**胃虚寒的阳明病**；

◇ 肝浮缓，为肝虚寒，胆实热，是寒热错杂的**厥阴病**。

这也是一个**厥阴阳明合病**的病例。

病例 2-11　高某　男 60 岁

主诉、主证 及既往病史	失音半年，无咳嗽，无咽痛，无头晕，舌紫胖大，苔薄白 既往有高血压，血压 145/82mmHg			
脉诊结果	**左外**	**左内**	**右内**	**右外**
整手脉	弦紧实		弦紧实	
寸	沉弦紧	弦实紧	弦实紧	洪
关	浮弦	洪弦	革	弦实
尺	弦动	弦实涩	弦实涩	弦动

该患者的病症是感冒后失音半年，除此以外无其他不适症状。来诊前已经看过其他中、西医治疗，无效。我们来分析他的传统脉诊结果：

◇ 首先肝脉浮弦：是一个肝寒的**厥阴病；**

◇ 小肠、膀胱、大肠、三焦、胃脉实：为实热，是胃家实的**阳明病；**

◇ 下焦脉弦实涩：是血热互结的**膀胱蓄血证；**

◇ 胸中弦实，是热与水结的**结胸证。**

根据脉诊结果诊断，患者的失音主要是结胸证的一个表现。但是为什么患者没有结胸证的"心下痛，按之石硬"的典型表现呢？因为这是发生**在厥阴病基础上的结胸证**，这就与单纯的结胸证在症状表现上会有所不同，实际上，如果诊断更为确切一点，这个病例按照《伤寒论》上的定义，应该诊断为**藏结**。

在《伤寒论》中：

第 128 条：问曰：病有结胸，有藏结，其状如何？答曰：按之痛，寸脉浮，关脉沉，名曰结胸也。

第 129 条：何谓藏结？答曰：如结胸状，饮食如故，时时下利，寸脉浮，关脉小细沉紧，名曰藏结。舌上白胎滑者，难治。

第 167 条：病胁下素有痞，连在脐傍，痛引少腹入阴筋者，此名藏结，死。

我们来看：

第 128 条：是《伤寒论》中对**结胸**和**藏结**的论述。藏结和结胸是很相似的，请看下表比较：

	相似点	不同点
结胸	心下按之痛；寸脉浮，关脉沉	**关脉沉紧而实，为实热和水饮相结的阳明病**
藏结		**关脉小细沉紧，是中焦虚寒的病症；**"饮食如故，时时下利"也是厥阴病的表现

而第 167 条：明明就是在描述肝寒的重症。

藏结：

◇ 一方面中焦虚寒，肝寒；

◇ 另一方面，寸脉浮，是在表述上焦的实热，这个和结胸是一致的。

因此，简而言之，藏结即是发生在厥阴病基础上的结胸病。

上面病例里的失音症患者，虽然症状单一，除去失音，并无其他不适，看似没有什么大病，但据传统脉诊结果显示，治疗的时候绝不能轻视，不能掉以轻心，需要在抓紧中医治疗的同时，建议其进一步做西医的检查，为患者争取更多的治疗时间。

病例 2-12　梁某　男 49 岁

主诉、主证及既往病史	心悸，恶热，汗出多，下午后头痛，太阳穴和后枕部可感到血管搏动，平卧更明显。夜晚口干，眼干涩多泪刺痛，耳鸣，眠差易醒，晚饭后胃胀，矢气多，白痰多。便秘，小便黄。舌淡紫，苔白腻 既往高血压，最高 200/130mmHg，服西医降压药不能维持血压稳定 高脂血症，尿酸高。慢性前列腺炎

脉诊结果	左外	左内	右内	右外
整手脉	弦实		弦实	
寸	弦实	弦实	浮弦实	虚
关	浮弦	弦实	沉紧	革
尺	弦	弦	实涩	弦动

这是一位高血压患者，服用降压西药后改善不明显，主诉很多，脉诊显示：

◆ 大肠、小肠、胆、三焦脉实：为实热，是胃家实的**阳明病**。证见：恶热、汗出多，目干涩，便秘；

◆ 脾脉沉紧，胃脉革：诊断脾胃虚寒，是**脾胃虚的阳明病**。证见晚饭后胃胀，矢气多，白痰多；

◆ 肝脉浮弦，胆弦实：诊断为胆热肝寒的**厥阴病**。证见目干涩，夜晚口干；

◆ 胸、膻中脉见弦实：为热与水饮互结；脾、胃、肝虚寒，考虑为**藏结**。证见后头痛，太阳穴和后枕部可感到血管搏动，平卧更明显。

此病例，患者脉弦实有力，症见血压高，经常会被医家辨证为肝阳上亢的病机，方以平肝息风汤进行治疗。而实际上，通过传统脉诊结果可以得知，这是个**肝阳虚寒的厥阴病，需要用补肝温肝的治疗**。此治疗方法和上面的习惯性经验治疗完全相反。治疗结果当然也截然不同，再一次证明了，准确的传统脉诊诊断在中医治疗中的重要性。

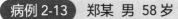 **病例 2-13** 郑某 男 58 岁

主诉、主证及既往病史	眩晕,盗汗多,咳嗽,胸冷,颈项紧,便溏,口疮多发,舌淡、紫,胖大,边有齿痕,苔白腻 血压偏高,170/100mmHg

脉诊结果	左外	左内	右内	右外
整手脉	沉弦紧实		弦紧实	
寸	沉弦紧实	弦紧实	弦紧实沉	虚
关	革	弦实	革	革
尺	弦动	弦紧实	弦紧实	弦动

传统脉诊结果分析:

◆ 大肠、小肠、胆、膀胱、三焦脉实:为实热,是胃家实的阳明病;

◆ 脾脉革,胃脉革:是脾胃虚寒的阳明病;

◆ 肝脉革,胆脉实:是胆热肝寒的厥阴病;

◆ 膻中和胸均是弦实脉:为热与水饮互结;肝、脾胃虚寒,所以病属藏结,证见胸冷、颈项紧、盗汗多。

根据上面的病机分析进行治疗,所患疾病方可望好。

藏结, 仲师在《伤寒论》里虽然讨论了病机和诊断,但并没有给出治法。

第 167 条:病胁下素有痞,连在脐傍,痛引少腹入阴筋者,此名藏结。死。

该条直接表述,藏结为死症,没有解法。历代医家对此也都避而不谈,一直都是临床上的一个难点。现代医家也有很多猜测,认为现在西医诊断的癌症,或可归类为藏结。事实上,如果精于传统脉诊,就会发现,可以被归类为藏结的疾病,在临床中并不少见,并不只是局限于各类疾病晚期。

下面再给大家举几个藏结的病例。

病例 2-14　罗某 女 42 岁

主诉、主证及既往病史	中年女性,双膝痛,阴雨天明显,骶髂关节冷痛,手指肘关节痛,盗汗,舌红苔白厚
	西医检查结果及诊断:骶髂关节积液,血液检查后确诊:强直性脊柱炎

脉诊结果	左外	左内	右内	右外
整手脉	弦		弦	
寸	弦实	弦	弦实	浮弦
关	浮弦	弦滑	革	浮弦
尺	弦动	弦实涩	弦	弦动

　　强直性脊柱炎属于西医类风湿性疾病,中医一般归属于痹证范畴,痹证的病机是风、寒、湿三邪合而为痹,外有风寒袭表,内有肝、脾、肾不足,代表性的治疗处方有"桂枝芍药知母汤""独活寄生汤""尪痹汤"等。

　　传统脉诊结果分析:

　　◆ 总脉弦,肝脉浮弦,胆脉弦滑:为胆热肝寒的厥阴病;

　　◆ 大肠、膀胱脉实:为实热,是胃家实的阳明病。其中大肠脉弦实,大肠部位,也是胸中,为热与水互结胸中的结胸证;膀胱脉实涩:为热与血互结的膀胱蓄血证;

　　◆ 胃脉浮弦:为胃虚寒。

　　总的病机是厥阴阳明合病,同时也是厥阴病基础上发生的结胸证,属于藏结的范畴。从脉诊结果看,并没有风寒外邪的病机,因此如果按照传统的经验,从痹证入手治疗,疗效就会不理想,而根据上述的传统脉诊结果指示来进行治疗,病情就能渐渐好转了。

病例 2-15　宋某 女 45 岁

主诉、主证及既往病史	2016 年右乳房结节手术,病理为导管腺癌,术后放疗 20 次。颈痛,眠差易醒,醒后难再入睡,咽痒喜咳,舌红苔白

脉诊结果	左外	左内	右内	右外
整手脉	弦		弦	
寸	弦实	弦实	弦实	弦
关	浮弦	洪弦	弦浮	浮弦缓
尺	浮弦缓	弦实涩	弦涩	浮弦

传统脉诊结果分析:

◆ 总脉弦,肝脉浮弦胆脉洪弦:为肝寒胆热的厥阴病;

◆ 小肠、大肠、膀胱脉实:为实热,是胃家实的阳明病;

◆ 胃脉浮弦:为胃虚寒;

◆ 膀胱脉实、涩相兼:为热与血互结的膀胱蓄血证;

◆ 大肠脉弦实:为热与水互结的结胸证。

这个病例也是发生在厥阴病基础上的结胸证,也属于藏结的范畴。

病例 2-16	谢某 女 16 岁			
主诉、主证及既往病史	主诉是上背痛,脊柱侧弯。伴有胸闷,嗳气,咳痰色黄,前额青春痘,舌红,胖大,苔白			

脉诊结果	左外	左内	右内	右外
整手脉	浮弦紧		弦	
寸	弦紧	浮弦紧	弦实	革
关	浮弦	洪弦	浮弦	和缓
尺	弦动	浮弦紧	弦	浮弦

患者是青春期的少女,发生了脊柱侧弯,西医学称为青少年特发性脊柱侧弯,病因不明,严重的需要手术治疗。这类疾病在现代青少年中越来越常见,那我们是否可以经由传统脉诊诊断,来发现此病的病因和病机呢?

传统脉诊结果分析:

◆ 总脉弦,肝脉浮弦,胆脉洪弦:为胆热肝寒的厥阴病;

◆ 大肠脉实:为胃家实的阳明病;

◆ 大肠脉弦实:大肠脉位也代表"胸中",此处"弦实"的脉象代表有饮热互结的结胸证;

◆ 命门脉浮弦:为肾阳不足。

据此得出,患者主要的病机是厥阴病基础上发生的胸中饮、热互结的结胸证,而该病机正是引起患者脊柱侧弯的主要病机,由于是发生在厥阴病基础上的结胸证,这个病例也属于藏结。

通过大量临床实践中传统脉诊结果分析以及治疗结果的总结,**发现了结胸和藏结的关系。**

	相似点	不同点
结胸	病机特点都有阳明实热和水饮互结	结胸是纯阳明病,中焦脾胃也是实热 脉见关脉沉实
藏结	脉象是寸脉浮,即膻中和胸中是弦实脉	藏结是在厥阴病基础上发生的阳明病,中焦虚寒 脉见关脉小细沉紧

这样一来,通过传统脉诊的帮助,藏结的病机就搞清楚了,治法自然也就有了,就可以帮助大家在经典的基础上,再往前走一步,为更多此类患者带来疾病治愈的希望。

第二章厥阴阳明病篇,是本书的一个重点和难点章节,通过理论和临床医案相结合的方法,先和大家一起通过串读的方式复习了《伤寒论》,继而又讨论了大量临床中常见的难点:

◆ 胃家实的阳明病;

◆ 太阳蓄血与阳明病;

◆ 结胸证;

◆ 中寒与中热的阳明病;

◆ 厥阴阳明合病与并病;

◆ 藏结。

围绕临床医案的传统脉诊结果分析层层展开,逐一分析。希望能够通过这样的方式帮助医家对这些在临床中常常困扰大家的问题有个清晰和深入的认识,并能在此基础上给予患者正确和直中的治疗。

第三章

厥阴太阳病篇

本章概览

太阳病，不论是在理论学习中，还是在实际临床上，都是一大类非常重要和庞杂的类型。正是由于它在临床中的广泛存在，历代医家以及经典对此病的相关记载和经验集成都是浓墨重彩。本章在此重点讨论的是：**在厥阴病基础上同时又发生了太阳病的临床情况。**由于本章涉及的知识点以及相关内容非常多，我将和大家一起从经典的复习开始，由理论到病案，逐渐深入到临床中这些问题的历史沿革以及其中的疑问，尽量给大家展现一个在传统脉诊的引导下相关疾病的真实临床情况。

—————— 第一节 ——————
经典中关于太阳病的复习串讲

在《伤寒论》中，太阳病，大的方面分为**中风**和**伤寒**两大类，中风证予桂枝汤类方治疗；伤寒证予麻黄汤类方治疗。

由于厥阴病的主方"乌梅丸"中，已经使用了"桂枝"，因此，如果厥阴病基础上出现太阳中风的桂枝汤证，治疗的时候只要在厥阴病主方"乌梅丸"上进行加减就可以了，在本章暂不做详细论述。

本章主要讨论的是，**在厥阴病基础上发生的太阳伤寒的麻黄汤类方的使用情况**。

我们通过前面两章的探讨，对于厥阴病的诊断已经比较熟悉了。而治疗太阳中风的桂枝汤证，作为临床医生，大家是熟悉和常用的，毕竟桂枝汤是一个调和营卫气血，滋阴和阳，表里兼顾，外感内伤均可使用的平和方剂，在临床中使用非常广泛。而太阳伤寒的麻黄汤证，在临床上却是比较少用或不用的，就算是出现了典型的伤寒证，医家也大多会使用近代方剂来替代治疗，如葱豉汤、九味羌活汤、人参败毒散等等。其中的原因，主要是尽管麻黄汤发汗解表，驱寒除湿效果显著，应该是太阳伤寒证的必用之方，但是一方面方中的"麻黄"这味主药，是发汗峻品，使用禁忌很多，使用不当的时候引起的副作用不小，另一方面就是真正的伤寒证，其实在实际临床中并不是那么容易准确判断的。所以一直以来，医家在选方用药的时候，保险起见，会尽量选择替代药方和其他替代中药。而这个回避，从唐宋以后就逐渐开始了，明清更是避麻黄如避虎，并不是到近现代才出现的问题。关于麻黄的使用副作用的具体说明，我们先暂时放一放，放到本章最后一个重点再来讨论。

为了把**厥阴太阳病**讲清楚，我们还是依循第二章的体例，先来复习一下经典中对于太阳病的论述，为我们更好地理解和治疗厥阴太阳病铺平道路。

《素问·热论》提出：**伤寒一日，巨阳受之，故头项痛，腰脊强。**——这里的"巨阳"，就是太阳的意思，伤寒最先侵犯的是太阳经，就是足太阳膀胱经和手太阳小肠经，因而出现了膀胱经和小肠经循行区域的症状，头项痛、腰脊强。

《灵枢·经脉》对手太阳小肠经的描述：**小肠手太阳之脉，起于小指之**

端，循手外侧上腕，出踝中，直上循臂骨下廉，出肘内侧两骨之间，上循臑外后廉，出肩解，绕肩胛，交肩上，入缺盆络心，循咽下膈，抵胃属小肠；其支者，从缺盆循颈上颊，至目锐眦，却入耳中；其支者，别颊上䪼抵鼻，至目内眦，斜络于颧。

——这是小肠经的**循行区域**。

是动则病嗌痛颔肿，不可以顾，肩似拔，臑似折。是主液所生病者，耳聋目黄颊肿，颈颔肩臑肘臂外后廉痛。

——这是小肠经的**主病**。

膀胱足太阳之脉，起于目内眦，上额交巅；其支者，从巅至耳上角；其直者，从巅入络脑，还出别下项，循肩髆内，挟脊抵腰中，入循脊，络肾属膀胱；其支者，从腰中下挟脊贯臀，入腘中；其支者，从髆内左右，别下贯胛，挟脊内，过髀枢，循髀外后廉下合腘中，以下贯踹内，出外踝之后，循京骨，至小趾之端外侧。

——这是膀胱经的**循行区域**。

是动则病冲头痛，目似脱，项似拔，脊痛腰似折，髀不可以曲，腘如结，踹如裂，是为踝厥。是主筋所生病者，痔疟狂癫疾，头囟项痛，目黄泪出鼽衄，项背腰尻腘踹脚皆痛，小趾不用。

——这是膀胱经的**主病**。

比较《素问·热论》和《灵枢·经脉》这两篇关于太阳病的描述，不难看出，对于太阳病的描述，虽然一个详细，一个简略，但是内容却是非常相似的。从记载中可知，伤寒最初侵犯的就是太阳经，即足太阳膀胱经和手太阳小肠经，并出现了两经循行区域的病症，最主要的就是"头项痛、腰脊强"。

在《伤寒论》中，关于太阳病，仲师的记载如下：

太阳之为病，脉浮，头项强痛而恶寒。——这一条是太阳病的提纲证，和《素问·热论》里的描述非常相似。"头项强痛"是主证，以此来标示太阳经的病症。除此以外，又提出了太阳病的主脉：**浮脉**。其中提到的"恶寒"，是病人的主观感受描述，这个主诉十分重要，我们常说："有一分恶寒就有一分表证"，就是表达"恶寒"这个症状在表证中作为诊断指标的重要性，同时该证又可以和阳明病的"不恶寒而恶热"、少阳病的"寒热往来"的症状加以鉴别诊断。

第2条：太阳病，发热汗出，恶风，脉缓者，名为中风。

第3条：太阳病，或已发热，或未发热，必恶寒，体痛，呕逆，脉阴阳俱紧者，名曰伤寒。

——这两条，进一步将太阳病分为**中风和伤寒**两大类。中风以桂枝汤类方治疗，伤寒则以麻黄汤类方治疗。我们接着看：

在太阳病的**上篇**里，仲师主要讨论了**太阳病中风证的治疗**。详细论述了桂枝汤证及桂枝汤类方证如桂枝加葛根汤，桂枝加附子汤，桂枝去芍药汤，桂枝去芍药加附子汤。以及桂枝汤和麻黄汤配合使用的情况，即桂枝麻黄各半汤，桂枝二麻黄一汤，桂枝二越婢一汤。

第16条到第19条，讨论了桂枝汤的**禁忌证**，尤其是第16条提出：

桂枝本为解肌，若其人脉浮紧，发热汗不出者，不可与之也。常须识此，勿令误也。

也就是说：**如果是太阳伤寒的情况，就一定不能单独使用桂枝汤。**

在太阳病的**中篇**里，仲师主要讨论了**太阳病伤寒证的治疗**。详细讨论了葛根汤证，麻黄汤证，大青龙汤证，小青龙汤证。

第61条到第70条，讨论了使用麻黄汤类方后的变证的处理方法。

第71条到第74条，讨论了使用麻黄汤类方后病邪传入膀胱经的太阳蓄水证。

第76条到第81条，讨论了使用麻黄汤类方后热入胸膈的栀子豉汤证。

第83条到第89条，讨论了麻黄汤类方的禁忌证。

第96条到第104条以及第107条，讨论了伤寒内传少阳的治疗，包括了小柴胡汤，大柴胡汤，柴胡加芒硝汤，柴胡加龙骨牡蛎汤的证治。

第106、124、125、126条，讨论了伤寒发汗后，热入膀胱的太阳蓄血证。

第110条到第118条，讨论了太阳伤寒证误用热熨、烧针、艾灸等温热疗法发汗的变证。

在太阳病的**下篇**里，仲师重点讨论了**结胸证和泻心汤证**。

第128条到第138条，讨论了结胸证的诊断和治疗。

结胸证是伤寒误用下法，热入胸膈和水饮相结所致，治疗上采用大陷胸汤和小陷胸汤，并特别提出藏结证，来和结胸证鉴别。

第143、144、145条，是热入血室证；

第142、146、147条，是太阳少阳病；

这两类情况都与结胸证相似，仲师列在这里，用以鉴别诊断。

第 149、154、155、157、158 条，讨论了泻心汤证的诊断和治疗。

泻心汤证是伤寒误用下法，损伤脾胃造成的中焦升降紊乱的情况。

第 168、169、170 条，讨论了伤寒之邪，传入阳明的白虎加人参汤证。

从上面的概括可以看出，太阳病分为**中风**和**伤寒**，中风用桂枝汤类方治疗，伤寒用麻黄汤类方治疗。两类治疗方法，主要都是**发汗解表**的方法。发汗后或者误治后：

◇ **内传入少阳经，就用柴胡汤类方治疗。**

◇ **内传入膀胱，形成太阳蓄水证，就用五苓散。**

◇ **内传入膀胱，形成太阳蓄血证，就用桃核承气汤或抵当汤治疗。**

◇ **内传热入胸膈的虚烦，就用栀子豉汤治疗。**

◇ **内传热入胸膈，和水饮互结，就是结胸证，用大、小陷胸汤治疗；**

◇ **内传热入阳明，在经，就用白虎汤治疗；在腑，就用承气汤治疗。**

在太阳病篇里，仲师把伤寒**由表入里**的传变过程以及在这个过程中的各种情况，逐一揭示出来，由此给大家展示出太阳病的复杂性和多变性。

以上，是经典中对太阳病论述的一个相关的回顾。

第二节

风寒感冒与风热感冒

其实，《伤寒论》中的太阳病，讲述的就是**外邪**，也就是中医学中称之为"六淫"的风、寒、暑、湿、燥、火，尤其是**风寒之邪**入侵人体以后造成疾病的治疗方法。在临床上，如果先简单直接一点说，这个疾病就是我们通常说的**感冒发烧**的过程。**一些外感时疫也属于这个范畴**。我们看上面的串讲内容，会感觉在《伤寒论》中，该病的分类和辨证十分清楚和简洁，依循此规律诊断，就应该很有把握地对患者进行治疗并能够面对临床中的各种变

化。可是当年我作为一个非常热爱中医的中医专业的毕业生，在大学学习的时候，虽然认真学习过《伤寒论》《金匮要略》等中医经典著作，但是毕业后上临床的时候，这些经典里的药方却不能尽数自如使用，全靠碰，效果好的时候，病人一剂愈，不好的时候病情却会急转直下，因此实际上，碰到感冒发热的病人，为了保险起见，基本上还是会按照《中医内科学》里教授的辨证处方来用药。

具体如下：

◇ 出现恶寒重，发热轻，无汗，头痛，肢节酸疼，鼻塞声重，时流清涕，喉痒，咳嗽，痰吐稀薄色白，舌苔薄白，脉浮或浮紧。辨证：**风寒感冒**；治法：辛温解表，宣肺散寒。处方：荆防败毒散。

◇ 出现发热，微恶风寒，或有汗，鼻塞喷嚏，流稠涕，头痛，咽喉疼痛，咳嗽痰稠，舌苔薄黄，脉浮数。辨证：**风热感冒**；治法：辛凉解表，宣肺清热；处方：银翘散或桑菊饮。

◇ 出现年老或体质素虚，或病后，产后体弱，气虚阴亏，卫外不固，容易反复感冒，或感冒后缠绵不愈，其证治与常人感冒不同。辨证：**体虚感冒**；处方：参苏饮。

把上面几点做个总结，我们在学校学习的感冒及其治疗，总体上是分为两大类：

◇ **风寒**外感，治疗处方是荆防败毒散；

◇ **风热**外感。治疗处方是银翘散；

上面的处方，治疗效果还是有的，部分病人经过这样的治疗，病情就会好转。但是，如果碰到病人感冒并同时伴有发热、头痛、身痛的症状，如果按照这个思路来治疗，医生就烦心了。因为病人越痛，治疗效果就越差。如果病人同时伴有发热，病人体温越高，医生心里越没底，因为用了上面药方及其加减方来治疗，完全无效。这时候，临床医生的治疗，往往就走到常规的西医治疗里去了：输液退热。那如果用纯中医来治疗，有没有办法呢？是有的。病人发热不退，可以使用**柴葛解肌汤**，有的时候效果是很好的。

柴葛解肌汤，是明代医学家陶华（1369—约1450年）所著《伤寒六书》里的方子，在中医课程《方剂学》教材中把它归在**辛凉解表**的方剂里。

组成：柴胡 葛根 白芷 桔梗 羌活 石膏 黄芩 白芍 甘草 大枣 生姜

主治：外感风寒，郁而化热证。恶寒渐轻，身热增盛，无汗头痛，目疼鼻干，心烦不眠，咽干耳聋，眼眶痛，舌苔薄黄，脉浮微洪。

加减法：

◆ 若无汗而恶寒甚者，可去黄芩，加麻黄增强发散表寒之力；值夏秋可以苏叶代之；

◆ 热邪伤津而见口渴者，宜加天花粉、知母以清热生津；

◆ 恶寒不明显而里热较甚，见发热重、烦躁、舌质偏红者，宜加银花、连翘，并重用石膏以加强清热之功。

那这个柴葛解肌汤是治疗风寒感冒，还是风热感冒的药方呢?

其主治是：外感风寒，郁而化热。

加减法中：若无汗而恶寒甚者，可去黄芩，加麻黄。

看来，它是可以用于**治疗风寒感冒**的。而另一方面，它在《方剂学》中却被归在**辛凉解表剂**里，也就是说，它同时也是能**治疗风热感冒**的。因此可以说，它是一个**通治方**，风寒、风热感冒的治疗，它都可以使用。这也就是为什么该药方在中药剂型研发中，很早就被开发制作为中药针剂**柴胡注射液**而被医院和诊所广泛使用的原因。凡是感冒发热，就可以使用**柴胡退热针**。该针剂临床使用时间长达近 70 年，一直到 2018 年 5 月，国家药品监督管理局发布了《关于修订柴胡注射液说明书的公告（2018 年第 26 号）》的批文，要求柴胡注射液在说明书中增加警示语，修订增加了"不良反应""禁忌""注意事项"等项目中的内容。新加上的文字包括"禁止超功能主治用药"和"本品不良反应包括过敏性休克，应在有抢救条件的医疗机构使用"等。而最重要的是加上了四个字"儿童禁用"。在国家药品不良反应监测年度报告数据显示，2017 年中药不良反应事件报告中，中药注射剂所占的比例是 54.6%。其中**柴胡注射液**的不良反应大多是即发型或速发型，临床主要表现为寒战、发热、心悸、胸闷、呼吸困难、呼吸急促、恶心、呕吐、过敏（样）反应、皮疹、瘙痒等。严重时，患者甚至会出现过敏性休克。这也成为柴胡注射液使用说明修订的一个主要原因。

讲了半天，从使用原理到使用效果上看，都应该是很不错的"柴胡注射液"，这样一个对风热、风寒都有效的退热中药制剂，为什么会出现这样大的副作用呢? 难道仅仅是因为中药制作成注射液制剂的技术不过关引起的吗? 作为一个中医生，每天在临床中都能碰上感冒发烧的病人，难道就只能使用西药来进行治疗了吗? 那如果在西医没有传入中国的古代，医生面对这样的病人就是束手无策的吗? 流传千年的完整的中医体系，真的如现在很多强力抵制中医的人说的那样，是时代发展的糟粕，连个感冒都治不好，应该被淘汰了吗？上面的这些困惑和无奈在我行医的早期，一直不断困扰着我。一方面我对中医对经典有无比的热爱和信心，而另一方面，每每面对我用中医药全情投入的治疗，却依然会有很多治疗无效甚至病情加重的案例，作为医者，有的时候甚至连为什么错都不知道。明明知道西医治疗以后的副作用，为了治疗患者，还是不得不求助于它，这种时刻，我总是心有不甘。只是一个看上去"小小"的感冒发烧的常见病，就已经如此了，那在治疗更为严重的疾病的时候，中医又到底能发挥多大的作用呢？如果中医真的如我当时所了解的使用情况，那这样一门实践医学学科，何以能够延续上千年呢？

我到底能不能通过力所能及的努力求个究竟、弄个明白呢？怀着这样复杂的心情，不断在临床中尝试，除了经典，还阅读了大量历代医家的书籍，希望能找到解决的办法。在这个过程中，近代著名中西汇通医家恽铁樵医生的一段经历，对我触动很大。

恽医生早年习文，16岁就中了秀才，1906年南洋公学毕业后，回到湖南长沙任教，后去上海浦东中学执鞭。教学之余，翻译了却尔斯·佳维的《豆蔻葩》《黑夜娘》《波痕夷因》等中篇小说，于1909—1910年分别刊登在上海出版的《小说时报》上，1911年任商务印书馆编译，1912年任《小说月报》主编。这样一位小有名气的学者，最终却弃文从医，其中的原因，是他接连遭受丧子之痛的经历。据恽铁樵医案记载，1916年他年已14岁的长子阿通死于伤寒，次年第二、三子又病伤寒而夭折。作为一位优秀的文人，粗通医道的恽先生往往心知其所患某病，当用某药，却苦于没有临床经验而不敢轻举妄动，每每向医生建议商讨，从无被采纳的余地，只能爱莫能助，坐视爱子——毙命。痛定思痛，深深地感到求人不如求己，遂深入学习和研究《伤寒论》，同时问业于当时的伤寒名家汪莲石先生。再一年，第四子又病，发热恶寒，无汗而喘，显然又是太阳伤寒的麻黄汤证。请来看诊的名医，虽熟读《伤寒论》但却不敢用伤寒方，豆豉、山栀、豆卷、桑叶、菊花、杏仁、连翘等连续不断，遂致喘热益甚。恽先生踌躇徘徊，彻夜不寐，直至天明果断地开了一剂麻黄汤，与夫人说："三个儿子都死于伤寒，今慧发病，医生又说无能为力，与其坐着等死，宁愿服药而亡。"夫人不语，立即配服。一剂肌肤湿润，喘逆稍缓；二剂汗出热退，喘平而愈。

我当年看到此处，心情久久不能平静。《伤寒论》作为中医流传两千年的经典著作，久经临床验证，是每一位中医在学习的时候都必读和深入学习的经典，但是近现代医家临证之时，反而因为不能准确使用，为了避免可能产生的副作用而畏首畏尾，避而不用伤寒的方剂，转而求助时方，明明知道时方效果非常有限甚至无效，还是作为治疗的首选，不求有功，但求无过。当年仲师在撰写《伤寒论》序言时，是怀着怎样的一种心情，才写下了："余宗族素多，向余二百。建安纪年以来，犹未十稔，其死亡者，三分有二，伤寒十居其七。"为了拯救后世众生，使家属免受丧亲之苦，才殚精竭虑著成千古经典，为的就是能挽救病人于水火。然而到了1916年，恽先生的前三子依然是死于伤寒，家人承受的依然是和千年前仲师一样的痛苦。到了第四子，又是病发伤寒，"发热恶寒，无汗而喘"，这明明就是一个极为典型的太阳伤寒证，应当选方麻黄汤进行治疗，可是所请医生反予豆豉、山栀、豆卷、桑叶、菊花、杏仁、连翘等清热药连续不断使用，遂致患者喘热益甚，性命危殆。要是仲师泉下有知，恐怕也是躺不住，要着急得跳出来了的。看记载里，当时给恽先生四子看病的医生所开具的处方是**银翘散**，也就是说，医生是把该病辨证为**风热外感**来进行治疗的。但是最后，患者却是由孤注一掷的恽先生自己开出的麻黄汤治愈的，从治疗结果说明病人所患的是**风寒外感**。作为恽先生当时的社会地位和经济能力，所请医生必定不会是普通的无名之辈，但医生和恽先生自己的辨证和施治却南辕北辙，相差如此之大，也难怪他的前三子都是死于伤寒。以此类推，和他同时代的人，又有多少是死于该病的啊。如若不是现在有了西医的广泛输液退热，怕是现在的情况也还是和恽医生所处的1916年是一样的。

到底是哪里出错了呢？难道说，久经临床的中医生还不如一个自学成才初试身手的中医爱好者会治病吗？实际情况并不是这样的。

我们以这个医案为例，来看一下：

《伤寒论》第35条：太阳病，头痛发热，身疼腰痛，骨节疼痛，恶风无汗而喘者，麻黄汤主之。

这是《伤寒论》中麻黄汤的主证。恽先生四子的主诉是"发热恶寒，无汗而喘"。可以推测患者发热是很高的，一定是超过了38℃，同时症见：无汗，怕冷，气喘。医案没有记录有无疼痛，可能有但并不明显。那么当时看诊的医生为什么要开银翘散来治疗呢？

我们来分析比较一下风寒感冒和风热感冒的区别：

◇ 风寒感冒：恶寒重，发热轻，无汗，头痛，肢节酸疼，鼻塞声重，时流清涕，喉痒，咳嗽，痰吐稀薄色白，舌苔薄白，脉浮或浮紧。

◇ 风热感冒：发热，微恶风寒，无汗或有汗，鼻塞喷嚏，流稠涕，头痛，咽喉疼痛，咳嗽痰稠，舌苔薄黄，脉浮数。

◇ **风寒感冒**主要是突出寒证，恶寒重，发热轻，无汗，肢节酸痛，流清涕，痰稀白，舌苔薄白，脉浮紧。

◇ **风热感冒**主要是突出热证，发热重，恶寒轻，咽喉痛，无汗或有汗，流浊涕，痰稠色黄，舌苔薄黄，脉浮数。

看上面详细描述的症状，风热还是风寒感冒据此似乎是容易鉴别诊断的，但经验丰富的临床中医生们为什么会屡屡辨错呢？而且这种错误还是一个普遍现象。原因到底是什么呢？

恽先生第四子主诉是"发热恶寒"，我们已经据此推测患者可能有较高的发热。我们对照上面的分析比较：

◇ 发热重的是风热感冒，但是风热感冒也可以有恶寒。

◇ 风寒、风热感冒都可以无汗。

◇ 风寒、风热感冒都可以咳喘。

◇ 关键区别点在脉诊：风寒感冒是**浮紧脉**，风热感冒是**浮数脉**。**两者都浮，风寒兼紧，风热兼数**。

在《中医诊断学》中，对"紧脉"的描述是："脉来绷急，状如牵绳转索"。坦白地说，在我真正掌握传统脉法以前，实在不明白什么样的指感可以被形容为"牵绳转索"。倒是可以想象并在指下感受得到"脉来绷急"这个描述。但那种感觉和弦脉的"如按琴弦"又有什么区别呢？因为"如按琴弦"也是可以有绷急的指感的。那么**紧脉**到底是怎样的一种体会？虽然很多专门的脉书上都各有详细的描述，但是在实际操作中，我始终是模棱两可，完全没有头绪。

风热感冒的数脉比较容易理解和摸到："一息六至"，也就是脉率快。正常人一般一分钟 15 次呼吸，一息六至，也就是说心跳如果一分钟超过 90 次就算是数脉。这样数心跳定数脉没有什么悬念。风热感冒的脉象是**脉浮数**。恽先生的孩子发热恶寒，用了银翘散加减后，热极而喘，肯定高热不退，脉率一定很快，按照上面风寒风热的鉴别特点：**发热重，脉数**，这个症状，就必定会被辨证为风热感冒无疑，既然被辨证为**风热感冒**，那恽先生请来的临床医生开具**银翘散**这个处方来进行治疗就不应该是错误的。但是病人最后却是被治疗**风寒感冒**的处方**麻黄汤**治好的，从治疗结果可以反向确定：患者罹患的是**风寒感冒**。

当年我反复阅读和分析这个医案，最后大胆地得到一条结论，**就是：我们这些临床医生，之前获得的对于风寒和风热感冒鉴别诊断的标准可能是有问题的，所以才会导致诊断和治疗的偏差。**

那我们结合《伤寒论》来看看这个偏差是出在哪些方面：

◇ 风寒证，恶寒发热，其发热可以是很高；因此，**不能用发热的程度来区别风热和风寒感冒。**

◇ 体温高的时候，心跳也可以很快；因此也**不能用脉率的快慢来鉴别风寒和风热感冒。**

◇《伤寒论》第 52 条：**脉浮而数者，可发汗，宜麻黄汤。**在这一条文中仲师明确指出：**脉浮数，**是可以用麻黄汤的，也就是说，太阳伤寒，脉也可以是浮数脉。这一条也可以反证，**用脉浮数来定风热感冒，同样是有问题的。**

◇《伤寒论》第 55 条：**伤寒，脉浮紧，不发汗，因致衄者，麻黄汤主之。**这一条文又提到了"脉浮紧"，就是说麻黄汤的脉也可以是**浮紧。**一个是浮紧，一个是浮数，这两组原来用来鉴别风寒和风热的脉象都可以出现在风寒的麻黄汤证里，**这再次说明以脉浮数和浮紧来区分风寒和风热是不可靠的。**

看到这里，我们都会有一个共同的疑问，原来使用的诊断标准都不可靠了，那到底有没有一个客观可靠的诊断方法，可以用来鉴别诊断风寒和风热证呢？如果在第一步的诊断上就没有办法准确辨别，那剩下来的选方治疗，如果只靠经验猜测，出错几率自然就会很高了。好消息是，**这个确定的诊断方法是有的。**在说明之前，我们再来看一个和恽铁樵医生同时代的另一位医家，祝味菊医生的医案：

祝医生从成都来到上海行医，因为屡次用辛温热药治愈肠伤寒病人而声名鹊起。当时在上海，有一位著名的儿科名医叫徐小圃，被称为"小儿王"，以时方治病效果好著称，他敬慕祝医生的医术和疗效，就叫他的儿子徐伯远跟随祝医生学习。一日，徐伯远患肠伤寒前去告假，祝医生诊后断为"太阳伤寒证"，予麻桂辛配伍的温宣发散之方治疗，伯远回家服药后发热逐日上升，昏眩呓语，醒时又了了清醒，脉不洪数。徐小圃医生非常着急，他本人就是儿科名家，但他习用时方，畏惧辛温之药，因此请了同道数人共同诊治，商量之后，处方"泻心汤法"。伯远服药后，不见起色反而出现厥逆，抽搐，继而昏睡不醒。再邀诸位医生会诊，一致认为是热入心包，而脉象为伏，是热邪内闭的危急症候，处方予清宫汤方 [清宫汤组成：元参心

莲子心　竹叶卷心　连翘心　犀角（水牛角代）　连心麦冬。主治：温病液伤，邪陷心包证。发热，神昏谵语]，特别要先服紫雪丹（紫雪丹组成：石膏　寒水石　磁石　滑石　犀角　羚羊角　木香　沉香　元参　升麻　甘草　丁香　朴硝　硝石　麝香　朱砂。主治：温热病、热邪内陷心包，症见高热烦躁，神昏谵语、抽风惊厥、口渴唇焦，尿赤便闭，及小儿热盛惊厥），大家一致认为，这样处方治疗患者或还可有一线生机。当此危急时刻，徐医生已经方寸大乱，不知如何是好。幸好此时祝医生忧虑学生的病情前去探望。经过望色闻声，反复按脉，诊断是：病人神昏系由渐而成，呓语郑声，脉象为伏。不是中热昏瞆突然而来，不应采用清宫汤、紫雪丹。断证是"太阳伤寒、少阴虚寒的太少两感"之证。予磁石 30g　生龙骨 30g　石决明 45g　附片 12g　酸枣仁 24g　茯神 12g　石菖蒲 9g　姜半夏 12g　桂枝 9g　白芍 9g　麻黄 6g 来进行治疗。徐医生最后斟酌再三，决定采纳祝医生的药方，徐伯远服药后汗出，身热大减，神志逐渐清醒，转危为安。

　　这个医案也是值得我们认真反复思考的。徐小圃医生是位经验非常丰富的名医，久负盛名，医人无数。肯定临床效果是很好的，他的同道估计也都是高手，但是面对病人所患肠伤寒，先是处方辛温苦降的泻心汤，当病人出现身热不退，神昏呓语后，又进一步处方清宫汤、紫雪丹来进行清心开窍的治疗。从他们的处方用药来看，徐医生和他的医生朋友们都认为伯远的病是温热病，所以才采用了以寒凉药为主的清热治疗的思路。相反，祝医生从一开始就辨证为太阳伤寒，患者后期出现神昏呓语，脉伏时，又辨证为少阴病来进行治疗，患者才得以痊愈。在《伤寒论》中：

　　第 281 条：少阴之为病，脉微细，但欲寐也。

　　第 301 条：少阴病，始得之，反发热脉沉者，麻黄附子细辛汤主之。

　　这个病案，最终祝医生虽然没有使用麻附辛的原方，但他的处方大体思路是兼顾"太阳少阴"的温阳解表的方法。如果没有正确的诊断和用方，该病人是断难转危为安的。病人明明是伤寒，应该治以辛温发汗解表的治法，而当时大多数医生反而诊断为温病，使用苦寒清热的处方进行治疗。两派的医生诊治完全是相反的，从治疗结果上看，显然祝医生的诊断和治疗是正确的。可是失误的一方也是临床经验极为丰富的医生，而且不是一个两个，这就说明，太阳伤寒证在临床中的正确诊断和治疗并不简单。到了近代，具体的诊断方法也不全面了，最令人忧虑的是，这种诊治不全面的缺失，也已经不是一个朝代两个朝代了。

第三节

紧脉与临床

当年我初入临床，经方的使用，在诊断上把握不准，在治疗效果上天差地别，有的时候好得令人振奋，有的时候，疾病的传变又很快，经方无法把控，药用下去，病情不但不好，还急转直下。最后不得不还是以时方为主进行治疗。但是正如前面所说，时方诊治遇到的疑问也是越来越多，不知何去何从。细读这两个医案，最终都是按照《伤寒论》的方法辨证施治，才使病人转危为安的，我再次认识到，只有深入学习和掌握《伤寒论》，能够在临床中自如使用书中的方剂，并能够真正用中医的方法诊治各种疾病的时候，才会有出路。历代医家深研伤寒之人不在少数，可是依然在临床中屡屡出错，我认为，除了精研经典，关键点还是应该去寻找更可靠确切的经典中记载的**诊断方法**。治疗方法是有的，什么时候用才是关键。

中医讲到**外邪**，分为风、寒、暑、湿、燥、火这六淫之邪，而仲师独重**寒邪**，直接把书命名为《伤寒论》，我想他是希望读者一定要特别重视寒邪，因此太阳病篇提出的太阳病分为中风和伤寒两大类，其中**伤寒**的诊断和治疗才是重点。我们来看，在《伤寒论》中**第 3 条：太阳病，或已发热，或未发热，必恶寒，体痛，呕逆，脉阴阳俱紧者，名曰伤寒。**

太阳病，即是：**太阳之为病，脉浮，头项强痛而恶寒。**同时**体痛，呕逆**。脉诊则是**阴阳俱紧**。这里脉诊所指的"阴、阳"是**关以上为阳，关以下为阴**的意思。概括而言：

伤寒的主证是头项强痛，已经发热或还没发热，一定有恶寒，身体疼痛，呕逆，脉诊是浮紧脉。

在这些主证中：

◇ 头项强痛、恶寒、身体疼痛，是要通过问诊才能得到的，是病人的主观感受。

◇ 发热，这个症状现在可以通过测量体温来确定，算是一个客观的指标。

◇ 呕逆可以通过观察得到。

◇ 脉浮紧也应该是一个客观的指标，但前提是医生需要掌握传统脉诊的技巧，才能准确判断。

请大家看以上四点，要想准确判断伤寒证，除了找出主证以外，关键点就是需要医生能够摸到**浮紧脉**。而在实际临床中，真正能直接从脉诊来判断伤寒证的医生并不多见。更多的，基本上都是靠抓主证来判断伤寒证的。看了上面的医案分析，大家会和我一样认识到，想要全面准确的诊断和治疗伤寒证，脉诊在这其中，扮演着很关键的角色。有的时候甚至是起决定因素的角色。而对伤寒证的判断来说，**紧脉**就是关键，只有掌握了紧脉，才能更加客观迅速地判断出太阳伤寒证。

历代医家对于紧脉的描述见下：

◆《中医诊断学》中紧脉的描述：**脉来绷急，状如牵绳转索。**

◆《脉经》中紧脉的描述：**紧脉，数如切绳状（一曰如转索之无常）。**

◆《濒湖脉学》中紧脉的描述：**紧脉，来往有力，左右弹人手。**

◆《诊家正眼》中紧脉的描述：**紧脉有力，左右弹人；如绞转索，如切紧绳。**

这些关于**紧脉**的描述，在指下到底是一种什么样的实际指感呢？脉诊是一门身体技艺，需要由真正会脉诊的老师手把手地临床传授，才能入得门径，否则学习者就会永远停留在"心中易了，指下难明"的书本知识上。也正是因为明师难得的原因，使得在中医诊断中如此重要的脉诊，在传承里，自古都是掌握在少数人手中，无法为大多数医生所掌握。机缘巧合，从2008年起我跟随美国的里昂·汉默医生（Dr. Leon Hammer）以及他的认证老师学习了沈 - 汉默现代脉诊（又名飞龙脉法），逐步掌握了脉的层次和常见的多种脉质，这才算是进入了脉诊之门，正式进入了"师父领进门，修行靠本身"的阶段。

学习飞龙脉法期间，在有了一定的指感和脉诊经验以后，有一次我在指下摸到了一种脉象：**指感是脉在指下如钟摆般在同一个层次左右摇摆**，而这个脉象汉默医生并没有讲授过，查阅沈 - 汉默现代脉诊的书籍，也没有找到相关的描述。于是我就这个脉象专门请教了汉默医生，仔细向他描述这种指下的感受，他给我的答复是：他并不能确定这是何种脉象，在他的脉诊系统里也没有这种脉象的相关记录。他让我再继续体会观察，也许是我学脉时间不长，学艺不精的体悟，还需继续学习实践。这件事就此搁置了下来。

学习脉诊的同时，我依然在继续深入学习《伤寒论》并反复付诸临床验证，阅读中，被《伤寒论》中记述的"紧脉"所困扰。这个紧脉，到底是什么样的感觉？是不是就是飞龙脉法里记载的"紧脉"？如果是的话，为何用飞龙的紧脉来诊断伤寒太阳病，治疗效果却不正确。如果不是的话，那到底什么才是真正的紧脉？正在云山雾罩的时候，有一天，当我又再读《濒湖脉学》：**紧脉，来往有力，左右弹人手**。细细琢磨这句看了几百遍的描述时，一下子就豁然开朗了，这不就是我之前摸到又询问过汉默医生的那个**如钟摆一般左右摇摆**的脉象吗？有了这个领悟以后，再回到临床中用它来指导临床中用紧脉诊断的相关疾病的治疗，无有不见效者。而这种脉感在反复实践中，也在指下越来越清晰了，这，就是我要找的《伤寒论》里记载的**紧脉**。一经确认，那种喜悦，真是难以用语言来表达。

在确定了这个脉象并对它越来越熟悉以后，我惊讶地发现它在临床中十分常见，存在于许许多多各式各样的病症中。我才深深体悟到，仲师为何要将他的书命名为《伤寒论》。而临床中存在的这样多的疑难杂症，就是因为之前我和同我一样的医生，不会摸**紧脉**，无法通过紧脉来准确判断伤寒证，才会在对疾病治疗的第一步就因为忽略了患者存在的伤寒证，进而在治疗中，起手诊治就是错误或不全面的。而对于《伤寒论》中仲师记录的所有有了第一步治疗以后才需要考虑到的之后的各种变证的更进一步的治疗，只能全凭经验来诊断和选择，没有一个客观指标，无法给予病人有效和精准的中医治疗，因此才大大局限了中医药的疗效。在终于掌握并能娴熟判断紧脉以后，临床中，于我而言，太阳伤寒证的瓶颈才得到了突破，打开了一大片治疗的新天地。

有了紧脉的诊断帮助，本章上半部分跟大家讨论的困扰医家的风寒、风热感冒的诊断就迎刃而解了。那么紧脉是不是只能指导医生治疗风寒、风热感冒呢？当然是远远没有那么简单了，不然我也不会在可以娴熟使用紧脉指导治疗以后如此高兴。

下面给大家分享一些我在临床中常见的病例，请大家来了解一下，有了**紧脉**的帮助，可以在临床里治疗的疾病。

病例 3-1　唐某 女 16 岁

主诉、主证及既往病史	周身湿疹,腹部和后背明显,5 年前游泳后发作,之后经年不愈。便秘,月经调,无其他不适。舌淡红,稍胖大,苔白厚		
脉诊结果	**左外**	**左内**	**右内**	**右外**
整手脉	沉弦**紧**		弦**紧**实	

脉诊结果	左外	左内	右内	右外
寸	沉弦紧	沉弦紧	浮弦紧实	沉弦紧
关	浮弦	洪弦	沉弦紧涩	浮弦
尺	弦	弦紧实涩	沉实	弦动

此病西医诊断为湿疹，中医诊断为湿疮。

《中医外科学》中关于湿疮的病因病机分析：

总因禀赋不耐，风、湿、热阻于肌肤所致。或因饮食不节，过食辛辣鱼腥动风之品，或嗜酒，伤及脾胃，脾失健运，致湿热内生，又外感风湿热邪，内外合邪，两相搏结，浸淫肌肤发为本病；或因素体虚弱，脾为湿困，肌肤失养；或因湿热蕴久，耗伤阴血，化燥生风而致血虚风燥，肌肤甲错，发为本病。

《中医外科学》中的辨证论治

内治法

◆ 湿热浸淫，发病急，皮损潮红，灼热，瘙痒无休，渗液流滋；伴身热，心烦，口渴，大便干，尿短赤；舌红，苔薄白或黄，脉滑或数。治法：清热利湿。方药：龙胆泻肝汤合萆薢渗湿汤加减。

◆ 脾虚湿蕴，发病较缓，皮损潮红，瘙痒，抓后糜烂流滋，可见鳞屑；伴纳少，神疲，腹胀便溏；舌淡胖，苔白或腻，脉弦缓。治法：健脾利湿。方药：除湿胃苓汤或参苓白术散加减。

◆ 血虚风燥病久，皮损色黯或色素沉着，剧痒，或皮损粗糙肥厚；伴口干不欲饮，纳差腹胀；舌淡，苔白，脉细弦。治法：养血润肤，祛风止痒。方药：当归饮子或四物消风饮加减。

在中医外科学中，该病的病因病机分析总的说是"风湿热邪阻于皮肤"所致，但是谈到治法的时候完全就是内治法，清热利湿，健脾祛湿，养血祛风；完全没有提到外风的治疗。以前我碰到这类湿疹病人的时候也是这样来辨证论治的，基本上效果都很差，就算短期有一定疗效，很快又会卷土重来。中医里有一句名言："外不治癣，内不治喘"，也在一定程度上说明了该病的治疗难度。那我们来看看从传统脉诊入手会得到什么诊断结果呢？

◆ 首先看总脉有**紧脉**：说明是外感寒邪，即是有伤寒存在；

◆ 大肠、膀胱、三焦都有实脉：即是胃家实的阳明病；

◆ 脾脉沉弦紧：说明有脾寒；

◆ 胃脉浮弦：为胃虚寒；

所以总的病机是：

◆ 外感寒邪；

◆ 心下有水气，即脾胃虚寒，内有水饮；

◆ 胃家实的阳明病。

大家可以看到，从脉诊入手，病因病机的分析一部分是和《中医外科学》一致的，只不过这里一定要明确：**"风"是外感的风寒；"湿"是脾虚寒的寒湿；"热"是胃家实的阳明燥热。**有了这样明确的病机分析，就能开出非常有针对性的药方，就不会再使用龙胆泻肝丸、除湿胃苓汤或参苓白术散这些完全无关痛痒的方剂了。而治疗的效果不仅是立竿见影的，而且经过一段时间的治疗，可以达到病因治愈不再复发的理想效果。

病例 3-2	韩某 男 45 岁			
主诉、主证及既往病史	右侧面瘫两周来诊。两周前出现右面麻木伴嘴角松弛，逐渐加重出现右侧面瘫。夜晚盗汗，食后出汗明显。无头痛、发热等其他不适。舌淡红稍胖大，苔薄白			
脉诊结果	左外	左内	右内	右外
整手脉	浮 弦 **紧** 数		浮 弦 **紧** 数	
寸	沉弦紧涩	浮弦紧滑	弦紧洪	沉弦紧
关	弦	弦	弦紧	沉弦紧
尺	弦	弦紧涩	弦涩	弱

该患者罹患的是面瘫，即面神经麻痹，俗称口眼㖞斜症。

《中医方剂学》引《诸病源候论》，认为此病是："风邪入于手足阳明，手太阳之经，遇寒则筋急引颊，故使口㖞，言语不正，而目不能平视"。足阳明经脉是夹口环唇，足太阳经脉起于目内眦。患者有阳明经的内蓄痰浊，太阳经的外中于风，使得风痰阻于头面经络，导致经脉不利，筋肉失养，所以患处肌肉不能自由运动。治法是祛风化痰，通络止痉。处方是牵正散，以白附子、僵蚕祛风化痰，全蝎息风解痉。

面瘫患者，采用中医治疗的时候，除了上面的方剂用药，一般会首选针灸来配合治疗。《针灸治疗学》中关于面瘫的认识：

◇ 病因病机：本病多由络脉空虚，风寒风热之邪，乘虚侵袭面部筋脉，以致气血阻滞，肌肉纵缓不收而成面瘫。

◇ 治法：取手足阳明经穴为主，足太阳经穴为辅。处方：地仓、颊车、合谷、阳白、四白。

面瘫，是一个临床的常见病。

◇ 西医病因明确，就是面神经发炎造成的面神经麻痹，从而出现的一系列的症状；

◇ 中医学则认为是风邪侵袭手足太阳和手足阳明经所致。

然而常用的中医治疗方案却并没有和这个病机相吻合的方案。最常使用的方剂，牵正散，以化痰息风为主，方中没有使用任何去外邪的药。针灸的选穴则集中在手足阳明经，而太阳经的选穴也只是辅助。

学习传统脉诊之前，我也是按照这样的指导思路来给患者进行治疗的，效果一般，而且疗程长短要视不同病人的具体情况而定，大多数都需要 1 个月以上。而西医给予的短期激素治疗，很多患者，就算没有中药、针灸的治疗，经过 1 个月的自愈期以后自己也会有很大的缓解。

那如果从脉诊结果入手诊断和治疗，效果会怎么样呢？我们来分析一下该病例的脉诊结果：

◇ 总脉浮紧：说明有外感寒邪，是太阳伤寒。

◇ 大肠脉洪：是胃家实的阳明燥热。

根据脉诊结果，诊断这位病人面瘫的主要病机是：**太阳伤寒，内有阳明燥热**。但疾病的关键是有太阳伤寒。抓住关键，按照这样的思路来进行针、药加减治疗，不管是什么身体底子类型的患者，面瘫一般就都能在两周内基本恢复了。

病例 3-3	曹某 女 40 岁			
主诉、主证及既往病史	痛经明显,同时伴有头痛颈痛,腹泻,平时易疲乏,腹胀,面红,汗多,畏热足冷,大便细,面颊手胸湿疹,舌红,苔白厚。既往花粉症,甘油三酯高,胆囊息肉,肝囊肿,脂肪肝,左甲状腺囊肿,左乳房钙化			
脉诊结果	左外	左内	右内	右外
整手脉	浮 紧 缓 滑		浮 紧 缓	
寸	沉弦紧实	浮紧缓滑实	浮紧缓实	虚

脉诊结果	左外	左内	右内	右外
关	浮弦缓	弦缓	沉弦紧	沉弦涩
尺	弦缓	涩	涩	弱

痛经，是临床上很常见的一类妇科疾病。《中医妇科学》中讲明该病与冲任、胞宫的周期性生理变化密切相关。主要病机在于邪气内伏或精血素亏，更值经期前后冲任二脉气血的生理变化急骤，导致胞宫的气血运行不畅，"不通则痛"，或胞宫失于濡养，"不荣则痛"，所以引起痛经发作。常见的分型有：

◇ 肾气亏损

治疗法则：补肾填精，养血止痛。

予方：调肝汤。当归　白芍　山茱萸　巴戟天　甘草　山药　阿胶

◇ 气血虚弱型

治疗法则：补气养血，和中止痛。

予方：黄芪建中汤（《金匮要略》）加当归　党参。

◇ 气滞血瘀型

治疗法则：行气活血，祛瘀止痛。

予方：膈下逐瘀汤

◇ 寒凝血瘀型

治疗法则：温经散寒，祛瘀止痛。

予方：温经汤

◇ 湿热蕴结型

治疗法则：清热除湿，化瘀止痛。

予方：清热调血汤（《古今医鉴》）加红藤　败酱草　薏苡仁　牡丹皮　黄连　生地　当归　白芍　川芎　红花　桃仁　莪术　香附延胡索

我们来分析这位痛经患者的脉诊结果，看看是否符合上面提到的痛经病机：

◇ 总脉左手浮紧，右手浮紧，命门弱：为太阳伤寒、少阴虚寒的太少两感的病机；每次行经伴有头痛颈痛，都是由太阳伤寒导致的；

◇ 脾脉沉弦紧：为虚寒；

◇ 胃脉沉弦：也是虚寒。即同时有脾胃虚寒，所以有行经腹泻伴随症状；

◆ 大肠、小肠脉实：是胃家实的阳明病。

这位患者，按照上述病机分析来处方用药治疗，把三个方面都兼顾到，痛经以及伴随症状在短时间内就能明显缓解，通过一段时间的治疗，也不再发。

通过该病例，大家可以看到，《中医妇科学》中关于痛经的论述，是临床中痛经常见的证型，治疗时是可以参考使用的，但所有的论述都属于内治之法。而从该患者的脉诊结果分析，她并不是单纯的内伤病，同时还合并有外感伤寒。这一类痛经患者，在临床中并不少见，特别是由于现代人生活环境和习惯，合并外感的情况非常普遍，如果我们不能按照脉诊结果去发现潜藏的病机，只是凭借经验去进行治疗，在这一型的痛经病人身上就很难取效。而现在流行的很多温灸治疗痛经的疗法，未经辨证就盲目使用，不仅效果有限，而且还会引病入里，留下后患，也就理所当然了。

我认为，《伤寒论》也叫《伤寒杂病论》，就是想要提示我们，伤寒和杂病在临床中是互相影响的，治杂病而不忘伤寒，治伤寒的同时也要兼顾杂病，才能够在面对复杂多样的临床情况时游刃有余。而能这样做到的唯一方法，可以说都要依靠传统脉法。

病例 3-4	许某 女 78 岁			
主诉、主证及既往病史	右膝肿大变形疼痛，不发红。病程日久，缠绵难愈，西医建议行关节置换术。面肿，上睑肿，晨起明显。嗳气多，矢气多，大便清谷，口渴。舌淡红，苔薄白水滑。既往高血压			

脉诊结果	左外	左内	右内	右外
整手脉	浮弦紧		实	
寸	浮弦紧	浮弦紧	紧实	洪
关	革	弦	革	和缓
尺	弦	浮弦紧	实涩	弦动

这是一个退化性骨关节炎的病例，中医属于**痹证**的范畴。《中医内科学》对于痹证的认识是：

痹证是由于正气不足，风、寒、湿、热等外邪侵袭人体，痹阻经络，气血运行不畅所导致的以肌肉、筋骨、关节发生疼痛、麻木、重着、屈伸不利，甚至关节肿大灼热为主要临床表现的病证。临床上常见的几类痹证分为行痹、痛痹、着痹和风湿热痹。

该病人属于痛痹。

症状：肢体关节疼痛较剧，甚至不可屈伸，遇冷痛甚，得热则减，痛处多固定，亦可游走，皮色不红，触之不热。

苔：薄白。

脉：弦。

常规治法：温经散寒，祛风除湿。

常规予方应是：乌头汤，乌头　麻黄　芍药　甘草　黄芪。

传统脉诊结果分析：

◆ 左总脉浮弦紧：是有外感风寒；

◆ 右总脉是实脉，大肠和三焦实脉：说明是胃家实的阳明病。尤其三焦的实脉和涩脉相兼是太阳蓄血证。

据此，该病人的病机应该是：**既有外感风寒又有太阳蓄血**。因此疾病才缠绵难愈。如果治疗的时候仅仅是按照传统经验使用"乌头汤"来进行温经散寒的治疗，就仅只能去除外寒，治疗到其中一个病机，而对于"热与血结的太阳蓄血证"这个病机的治疗，则完全没有触及，只是一味单纯温阳散寒，一派热药的使用，顾此失彼，势必会加重患者的内热，从而不仅预期的治疗目标不能实现，还会出现变证。

从该病案的病机分析可以得知，即使是在诊断和治法都十分清楚的情况下，还是要结合具体情况，予以加减变化，并在治疗的时候明确外寒解除以后下一步的治疗重点，才能次第分明，在对疾病发生变化全程都十分有把握的情况下给予明明白白的治疗。

病例 3-5　邓某 女 27 岁

主诉、主证及既往病史	发热体温 39.1℃，恶寒，头疼，后背疼，腰酸，手腕疼，肩膀疼，右手中指骨节疼，汗出多，下肢无力，纳呆，口渴，喉咙干，眼屎多，便溏。腹股沟淋巴结肿大。舌黯红胖大，苔白厚 西医诊断：淋巴癌

脉诊结果	左外	左内	右内	右外
整手脉	浮弦 **紧** 数		浮弦 **紧** 数	

脉诊结果	左外	左内	右内	右外
寸	实	浮弦实紧滑	浮弦实紧	虚
关	浮弦	弦滑	革	革
尺	浮弦	实涩	弦实涩	革

这是一位西医诊断为晚期淋巴癌的患者。在发病过程中，患者全身疼痛剧烈，按照西医常规治疗，给予鸦片类止痛药来缓解疼痛。如果从中医角度看，高热，疼痛，恶寒，汗出，脉浮紧。是太阳中风证（**注：这里的太阳中风不是桂枝汤类的中风证，而是越婢汤类的中风证**）。身体的各种疼痛应该还是"外感寒邪"导致的，只要能够用药排出外寒，疼痛就可以消除，而不需要鸦片类止痛剂来压制。当然了，对于这位病人当时的状况，其寒邪是很难去除的。因为据脉诊结果显示：

◈ 患者肾与命门虚衰：元阴元阳俱不足；

◈ 脾胃脉是革脉：后天之本也虚衰。先天、后天都不足，身体全线失守。

在这种身体状况下，想要排出外寒是很困难的。用药上既要祛除外寒，又要兼顾根本，平衡非常难以把握，需要对于脉诊和用药都有准确的运用才会有机会翻盘，但是虽然困难，只要处方配伍得当，疾病一定都会得到转机。相反，如果一味给予吗啡类止痛药，虽然缓解疼痛于一时，由于吗啡的使用会进一步动摇肾根，外感寒邪只会越来越深地侵入机体，那么疼痛只会越来越重，终致不治。

在临床中，癌症疼痛非常常见，多数情况下疼痛剧烈，使患者痛不欲生，而根据脉诊结果显示，很多时候，这类疼痛造成的其中一个原因，其实就是有太阳伤寒。如果能全面地抓住病机，平衡好用药用方，标本兼顾，就都能取得满意的疗效。

病例 3-6 方某 女 32 岁

主诉、主证 及既往病史	10am—5pm 低热 37.1 ~ 37.6℃ 1 个月，双肩酸痛，咽干，鼻塞，咽痒，便溏，下颌淋巴结肿大。舌红，胖大，苔黄 既往病史：痛经			
脉诊结果	左外	左内	右内	右外
整手脉	沉细弦**紧**数		沉细弦数	

脉诊结果	左外	左内	右内	右外
寸	沉弦紧实	沉弦紧	沉弦	沉弦
关	浮弦	弦滑	沉弦	浮弦
尺	弱	弦	弦	弱

慢性发热一个月，咽干，咽痒，淋巴结肿大，脉弦细数，很容易误诊为少阳病，予小柴胡汤治疗。但是来看传统脉诊结果提示：

◆ 总脉为沉细弦紧数；

◆ 小肠和心的脉均为沉紧；

◆ 肾和命门脉弱。

诊断为少阴虚寒、风寒入里的太少两感，据此诊断治疗，短时间就能痊愈。如果按照少阳病来治疗，就会加重病情，所谓"病发于阳而反下之，热入因作结胸"，而产生变证。

病例 3-7　冯某 男 16 岁

主诉、主证及既往病史	喉咙不自主发出各种声音，难以自控，病程超过半年。鼻鼾明显，嗜冷饮，嗜睡，舌红，苔黄		

脉诊结果	左外	左内	右内	右外
整手脉	沉 **紧** 缓		缓	
寸	沉弦	沉紧缓	浮紧缓滑	沉实
关	弦缓	缓	沉弦	弦
尺	缓	缓	缓	缓

患者这种不自主的发声，属于抽动证，西医诊断为**抽动秽语综合征**，临床表现主要有动作性抽动和发声性抽动两种，西医学对于本病的病因并不很清楚，主要是给予对症治疗。（好莱坞经典电影《小丑》中的男主角罹患的就是这种疾病，对于患者的生活十分困扰）

传统脉诊结果分析：

◆ 左总脉为沉紧缓，小肠脉沉紧缓：提示为风寒外感；

◆ 大肠脉缓滑，肺脉沉实：提示有阳明燥热；

◆ 肾与命门脉缓：为少阴虚寒。

这也是个太少两感的病例，并伴有阳明燥热。服药后，患者排出很多黄黏痰，抽动证就基本消失了。如果没有脉诊的提示，很难发现他风寒外感的病机。往往就会从内伤角度调理，一般会从息风解痉的角度治疗，疗效和西医的对症治疗就大同小异了，是不可能根治此病的。

病例 3-8　曾某　女　62 岁

主诉、主证及既往病史	鼻水倒流,咽干咽痛,夜晚口干,舌红胖大,苔白 既往病史:青年时发现心脏瓣膜闭锁不全,糖尿病 5 年,高血压 5 年,高脂血症 5 年,骨质疏松			
脉诊结果	**左外**	**左内**	**右内**	**右外**
整手脉	弦紧迟		弦紧迟	
寸	弦紧实	沉紧缓	浮紧洪	虚
关	弦	弦	浮弦	和缓
尺	弦	弦缓	浮弦	弦

患者鼻水倒流多年，每天都要用药物喷鼻来缓解症状，并同时服用西药来控制血糖、血压和血脂。

传统脉诊结果分析：

◇ 总脉弦迟而紧，心和小肠脉紧：为太阳伤寒；

◇ 大肠脉洪：为阳明经热；

◇ 脾脉浮弦，肺脉虚：为太阴虚寒。

基本病机即伤寒证的表寒不解，心下有水气，兼有阳明经热。患者鼻水倒流多年，说明伤寒病如果没有正确的治疗，可以常年不解，缠绵不愈。该病人连续服药 3 个月，虽然症状明显改善，但紧脉仍未消失，可谓沉寒痼冷，冰冻三尺，非一日之寒。如果没有脉诊指引，见到临床症状改善，可能早就转方了，这样长的时间守方太阳伤寒，如果没有脉诊指引，实难想象。

病例 3-9　蔡某　女　82 岁

主诉、主证及既往病史	肩颈无力,难以支撑头部,需要佩戴颈托,双下肢无力,身痛,消瘦,足及双小腿水肿,纳佳,二便调。舌淡黯,苔白稍厚

续表

脉诊结果	左外	左内	右内	右外
整手脉	弦 紧 洪		弦 紧 洪	
寸	弦紧洪	弦紧洪	弦实紧	弦洪
关	革	弦洪	革	洪
尺	革	实弦涩	革	洪

此病中医属于痿证，即肌肉筋脉失养以致肢体弛缓、软弱无力，甚至日久不用，引起肌肉萎缩或瘫痪的一种病证。

◆ 在《素问·痿论》中，详细论述了痿证的病机，提出：肺热叶焦，发为痿躄，心热生脉痿，肝热生筋痿，脾热生肉痿，肾热生骨痿，治疗上提出"治痿独取阳明"。

◆ 张元素在《儒门事亲·指风痹痿厥近世差玄说》对痿证直断曰：痿病无寒。病痿之人，其脉浮而大。

◆ 朱丹溪在《丹溪心法·痿》提出：痿证断不可作风治，而用风药。有湿热、湿痰、气虚、血虚、瘀血。

◆《中医内科学·痿证》综述痿证的病机和治法：

肺热津伤，津伤不布，治以清燥救肺汤；

湿热浸淫，气血不运，治以二妙散；

脾胃亏虚，精微不运，治以参苓白术散；

肝肾亏损，髓枯筋痿，治以虎潜丸（以壮骨丸代，虎骨已禁用）。

传统脉诊结果分析：

◆ 总脉紧洪：紧主伤寒，洪主阳明经热，是外寒内火的太阳中风的病机；

◆ 大肠、膀胱脉实：为胃家实的阳明病；

◆ 肺、胃脉洪：为肺、胃内热；

◆ 脾脉和三焦脉革：为脾和三焦虚寒；

◆ 肝脉革，胆脉弦洪：为胆热肝寒；

◆ 肾脉革，命门脉洪：为相火旺盛，肾阴不足。

通过以上脉诊分析，患者肺、胃、大肠、膀胱热盛，和上面提到的几个古人的认识不谋而合，即痿证的发生和五脏内热有关，"肺热叶焦，发为痿躄"。但是在"治痿独取阳明"这个认识来说，就不尽相同，患者的胃并不虚寒，反而是脾和三焦虚寒。肝虚寒，而不是肝热。最后非常重要的一个病机是**伴有伤寒**，并不是单纯的内伤病，这就和张元素、朱丹溪的认识有很大的不同，如果完全从内伤的角度进行治疗，或者单纯从清热泻火的角度治疗，而忽视了伤寒这个重要病机，效果都不会很好。

病例 3-10　彭某 女 54 岁

主诉、主证及既往病史	头晕，面红，便秘，颈腰痛，足跟痛，夜晚盗汗，舌绛苔白稍胖大。血压：155/95mmHg，尚未服降压药			
脉诊结果	**左外**	**左内**	**右内**	**右外**
整手脉	浮弦 **紧** 数		浮弦 **紧** 数	
寸	弦实涩	弦实紧	弦实紧	弦
关	浮弦	弦实	弦紧	弦
尺	弦	实	浮紧缓	弦动

该患者头晕面红，血压升高，西医诊断为高血压患者，中医临床上也容易辨为肝阳上亢的眩晕，传统治疗上予以平肝潜阳的天麻钩藤饮。

传统脉诊结果分析：

◇ 总脉是浮弦紧数。首先脉浮紧数：就提示有外感寒邪，症见颈腰痛，足跟痛；

◇ 其次大肠、小肠、胆、膀胱均有实脉：是胃家实的阳明病，症见头晕，面红，便秘，盗汗；

◇ 肝脉浮弦：说明肝虚寒，而非肝实热的肝阳上亢。

这样的脉诊结果一分析，大家就知道，平肝潜阳的治法是完全相反的了。

病例 3-11　潘某 男 103 岁

主诉、主证及既往病史	患者 3 个月前双足起疱疮，逐渐蔓延至会阴、腰部，就诊时双上肢手臂、手都起大疱疮，西医诊断为**天疱疮**，经过专科医生治疗后并无好转，目前主要是外治，纱布包裹尽量避免疱疮破裂，对于已经破裂的疮口，清洁消毒，避免感染。 其他症状：咳嗽，吐白痰，舌淡红，苔薄白。纳可，小便频数，偏黄，大便调，双足冷稍肿，腹胀 既往病史：20 年前胆结石切除术，3 年前有过肺积水

脉诊结果	左外	左内	右内	右外
整手脉	浮 弦 紧		弦 紧 洪	
寸	沉弦紧	浮弦紧	紧洪	沉实
关	革	紧洪	浮弦紧	洪
尺	浮弦	浮弦紧	浮弦紧	缓

患者是百岁老人，罹患了天疱疮后，行动不便，非常痛苦。天疱疮，是一种难治性自体免疫性皮肤病，西医主要使用糖皮质激素进行治疗，对于这样严重的发作，疗效十分有限。

中医文献中称该病为火赤疮、天疱等。《医宗金鉴·外科心法要诀》云：**初起小如芡实，大如棋子，燎浆水疱，色赤者为火赤疱；若顶白根赤，名天疱疮。俱延及遍身，焮热疼痛，未破不坚，疱破毒水津烂不臭。**病因病机主要是心火旺盛，脾湿内蕴，复感风湿热毒之邪，以致火毒夹湿，内不得泄，外不能出，流溢肌肤之间而成。久病湿热毒邪化燥，耗气伤阴，则致气阴两伤。分为以下三型：

◆ 热毒炽盛，发病急骤，红斑，水疱，皮肤灼热；伴身热，口渴欲饮，烦躁不安，大便干结，小便黄；舌质红绛，苔少而干，脉弦数。方药：解毒泻心汤加减。

◆ 心火脾湿，皮损以大疱为主，有口舌糜烂，渗液；伴胃纳呆滞，发热心烦，小便短赤，大便干结；舌苔黄腻，脉濡数。方药：清脾除湿饮加减。

◆ 气阴两伤皮损以脱屑、叶状结痂、水疱不断出现为主，病程较久；伴汗出，口渴，咽干，烦躁不安，倦怠无力，大便秘结；舌质红，苔少，脉细数。方药：生脉饮合益胃汤加减。

以上是中、西医对于本病的认识和治疗。患者百岁来人，临床用药也需要谨慎小心，如果没有脉诊帮助，对于这样的难治性皮肤病，是很难入手治疗的。

传统脉诊结果分析：

◆ 左总脉浮弦紧，右总脉紧洪：紧主伤寒，洪主阳明经热，是外寒内火的太阳中风的病机；

◆ 肝脉革，胆脉洪：胆热肝寒；

◆ 肺脉实：为肺实热；

◇ 肾脉浮弦：为肾阴虚；

◇ 命门脉缓：为肾阳虚。

根据脉诊结果得知，**太阳中风**，是此天疱疮的主要病机，为外感病，如果没有脉诊指引，就会按照传统的中医治法，从内伤入手治疗，不论是清心还是健脾除湿，疗效都不会很好，也会和西医治疗一样非常的无奈，但是如果抓准了病机进行的中医治疗，即使是被西医诊断为非常难治的疾病，也可以经过一段时间的治疗达到痊愈的效果。该患者初次就诊时 103 岁，经过半年的治疗，天疱疮痊愈，最后安享天寿至 106 岁。

作为一名中医生，临床中首先就要辨明外感的伤寒和内伤的杂病，伤寒可以加重内伤，内伤也可以导致患者更容易感染伤寒，伤寒和内伤密切相关，互相影响，仲师所著的《伤寒论》也叫《伤寒杂病论》，正是从书名就给大家揭示了外感伤寒和内伤杂病的密切联系，尤其着重外感伤寒在临床中的重要性。

病例 3-12 袁某 男 78 岁

主诉、主证及既往病史	6 年前突然出现言语不利,计算力下降和时间感觉混乱。 脑 CT 提示:急性左颞横回脑缺血发作,左丘脑多发陈旧性腔隙性梗死,右枕皮质陈旧性梗死 首诊症见虽然逐渐可以说话,但说话慢而不连贯,词不达意,计算能力仍未恢复。左肩痛,入睡困难,夜晚小便 3 次。舌淡红,舌边红,苔白 既往病史:高血压,前列腺肿瘤切除术。肾功能减退。睡眠窒息症,2013 年九月右眼视力下降。心脏超声波:肺动脉瓣轻度反流,二尖瓣、三尖瓣轻度至中度反流

脉诊结果	左外	左内	右内	右外
整手脉	浮弦紧		浮弦紧	
寸	弦实	浮弦紧实	弦紧实	弦实
关	弦	洪弦	弦紧	弦洪
尺	浮弦	弦实	弦紧实	弦浮

这是一位西医诊断为脑缺血急性发作并伴有陈旧梗死的病人，检查报告显示，他的脑缺血发作是反复发生的。中医诊断为中风后遗症，属于风痰阻络型。在传统治疗上，方用《医学心悟》的解语丹：

白附子（炮）　石菖蒲（去毛）　远志（去心，甘草水炮炒）　天麻　全蝎（去尾，甘草水洗）　羌活　南星（牛胆制多次更佳）各一两　木香五钱

上为末，面糊丸，龙眼大。每服一丸，薄荷汤下。

这个方子和牵正散一样大同小异，都是治疗**风痰阻络**的常用方。根据患者的病症表现，这样的处方用药看上去是没有问题的。

但是我们来看一下传统脉诊结果分析：

◇ 总脉为浮弦紧：说明有风寒外感，患者是有太阳伤寒的；

◇ 大肠、小肠、膀胱、三焦脉实：是胃家实的阳明病；

◇ 脾脉弦紧：说明脾寒；

◇ 肾与命门脉浮弦：说明肾阴阳两虚，少阴虚寒；

◇ 肝脉弦，胆脉洪弦：说明肝胆郁热。

该患者的脉诊结果揭示的病机，非常错综复杂。显然，据此病机，在治疗上如果只是使用一个解语丹，是远远不够的。这样一位病机复杂的患者，如果无法通过传统脉诊诊断获得全面的病机，那无论从哪个角度来进行治疗，都是盲人摸象，势必会有遗漏。这位病人，我们通过传统脉诊获得了一个全面的病机以后应该怎么治疗呢？在上面所有的医案举例中，我只是和大家一起根据各位病人的脉诊结果对病机进行了逐一分析，一般而言，获得了病机，治疗的方、药也就出来了，不必细述。因为这个病例的复杂性，下面我就借由该案例，和大家分享一下，作为一位使用传统脉法来诊断疾病，使用经方来进行治疗的中医生，在碰到这样一位病机复杂的患者的时候，我的治疗思路和选方用药的过程，看看我是怎样来做这个"头脑风暴"的。

第一步，既然患者有伤寒，选用哪个处方来进行治疗？一方面有**太阳伤寒**，另一方面有**少阴虚寒**，看来应该用**麻黄附子细辛汤**。但是，患者同时存在阳明内热，脾虚寒，那如果使用这个方子就不够全面。

第二步，哪一个药方可以在祛除太阳伤寒的同时，又能照顾到阳明内热，脾虚寒呢？

一个是《金匮要略》里的**小青龙加石膏汤**，既有麻黄、桂枝外散风寒，又有干姜、甘草温补脾胃，石膏可清阳明内热。

肺胀，咳而上气，烦躁而喘，脉浮者，心下有水，小青龙加石膏汤主之。

麻黄　芍药　桂枝　细辛　甘草　干姜各三两，五味子　半夏各半升石膏二两

再一个是《金匮要略》里记载，《古今录验》收录的：**续命汤**。这个方

子还兼顾治疗了气血不足，比小青龙加石膏汤更要贴切。

治中风痱，身体不能自收持，口不能言，冒昧不知痛处，或拘急不得转侧。

麻黄　桂枝　当归　人参　石膏　干姜　甘草各三两　川芎一两五钱　杏仁四十枚。

第三步，还有**肝胆之热**这个病机还没有兼顾到，针对这个病机，有什么方子可以选择呢？《金匮要略》中引自《备急千金要方》的**三黄汤**，这个方子主治就是中风证。其中黄芩就可以清肝胆之热。

治中风，手足拘急，百节疼痛，烦热心乱，恶寒，经日不欲饮食。

麻黄五分　独活四分　细辛二分　黄芪二分　黄芩二分。

第四步，还有一个方子是《备急千金要方》的**小续命汤**，这个处方既有麻黄、桂枝外散风寒，附子温补肾阳，又有黄芩清肝胆之热，人参、当归、川芎补气养血，更加适合。

治卒中风欲死，身体缓急，口目不正，舌强不能语，奄奄忽忽，神情闷乱。诸风服之皆验，不令人虚方。

麻黄　防己（《崔氏》《外台》不用防己）　人参　黄芩　桂心　甘草　芍药　川芎　杏仁各一两　附子一枚　防风一两半　生姜五两。

第五步，《备急千金要方》的**续命煮散**，这个处方是小续命汤去白芍、黄芩，加独活、茯苓、升麻、细辛、石膏、白术。实际还是小续命汤的变方。孙真人晚年曾经中风，就是服此方痊愈的。**主风无轻重，皆治之方。**

麻黄　川芎　独活　防己　甘草　杏仁各三两　桂心　附子　茯苓　升麻　细辛　人参　防风各二两　石膏五两　白术四两

上十五味粗筛下，以五方寸匕，纳小绢袋予中，以水四升，和生姜三两，煮取二升半，分三服，日日勿绝，慎风冷，大良。吾尝中风，言语塞涩，四肢疼曳，处此方日服四服，十日十夜，服之不绝得愈。

经过上面的一系列分析比较，最后得出结论：对于该患者，最佳的处方就是**续命汤系列**，可以在《古今录验》的续命汤和小续命汤的基础上进行加减。

在我没有精通传统脉诊以前，对于中风的治疗，也常常和很多医生一样，会选用**续命汤系列**来进行治疗，大部分病人的治疗效果也很好。但是那个时候的我，对于为什么续命汤系列方治疗中风证效果会好的原理并不清晰，只是按照前人经验来进行使用，对于随证的加减用药也很机械，诊断依据不明，没有客观的指标。如果遇到的是续命汤系列治疗效果不好的那一类中风病人，就没有其他办法了。一直到我从传统脉诊的诊断结果清楚地明白了中风这个疾病的整个病机以后，再次使用同样的处方，对我而言，意义就很不一般了，对于自己开出的每一味药，每一个药方的原因和疗效，有了自信的把握。作为一位医生，终于成为一名自己满意的"明白"医生。

大家也许会说，你费了半天劲，治疗中风证的时候，也不过是开出了和我一样的续命汤系列方而已。实际情况却并不是这样的，大家也许会觉得我小题大做，就算没有经过这个过程，大多医生也会选取这个药方加减来对中风证进行治疗。**我会在本章下面的第六节，对于其他情况的中风证的病机和治疗，跟大家继续分享**，比较一下外在病症都相似的**卒中**的其他情况，看看"明理"，对一位医生，是多么重要。

通过这些医案，大家就可以看到，同一个表现的疾病，明不明白具体的病机，在治疗上会有多大的差别，而相应的治疗结果又会有多大的不同。从对这些医案的具体病机分析来看，临床中**太阳伤寒证**的表现是多种多样的。湿疹、面瘫、痛经、退化性关节炎、癌症疼痛、心悸、眩晕、中风，皮肤病等等这些临床常见病，都有可能有一个"太阳伤寒证"的病机存在。如果仅仅从太阳病的主证："太阳之为病，头项强痛而恶寒。太阳病，或已发热，或未发热，必恶寒，体痛，呕逆"去辨证，很多时候是难以发现这个太阳伤寒的病机的。但是如果能从传统脉诊入手，也就是能从太阳伤寒的主脉：**紧脉**入手，就会清晰快捷很多。医生治疗的视野和思维角度也会广阔很多。

上面详细讨论了太阳病，尤其是太阳伤寒的诊断，做了那么多的准备工作，下面就进入本章的主题：**厥阴太阳病**。这里要讨论的是**厥阴病基础上发生太阳伤寒**的情况。在完全掌握了上面提及的内容以后，这个主题就不难理解了。

第四节

厥阴太阳病

经过前两章的论述，我们对于**厥阴病**的诊断已经很清楚了。

厥阴病：

主证是：**厥阴之为病，消渴，气上撞心，心中疼热，饥而不欲食，食则吐蛕，下之利不止。**

主脉是：肝脉应该为革脉、虚脉或浮脉的肝虚寒的脉象。胆热兼及心包、小肠、大肠、膀胱、胃多表现为"热象"的脉象的寒热错杂的情况。**其中肝虚寒的脉象是主要的诊断指征。**

太阳伤寒病：

主证是：**头项强痛，或已发热，或未发热，必恶寒，体痛，呕逆。**

主脉是：浮紧脉。尤其是**紧脉**是诊断太阳伤寒最准确、最直接和最快捷的方法。

下面我们还是以病例切入讲解。

病例 3-4	许某 女 78 岁

主诉、主证及既往病史	右膝肿大变形疼痛,不发红。病程日久,缠绵难愈,西医建议行关节置换术。面肿,上睑肿,晨起明显。嗳气多,矢气多,大便清谷,口渴。舌淡红,苔薄白水滑。既往高血压

脉诊结果	左外	左内	右内	右外
整手脉	浮 弦 紧		实	
寸	浮弦紧	浮弦紧	紧实	洪
关	革	弦	革	和缓
尺	弦	浮弦紧	实涩	弦动

该病例，我们在本章上半段讨论太阳伤寒的时候提到过。

总脉有浮紧脉：说明有太阳伤寒；

肝脉革：提示肝虚寒。

如果从证入手的话，是很难发现患者有厥阴病的病机在里面的。而根据脉诊结果分析，这就是一个**厥阴太阳伤寒病**的病例。根据病机分析，治疗的时候，就需要两个方面都兼顾到，使用一个治疗**厥阴太阳伤寒病**的药方，才会取得比较全面的治疗效果。

厥阴病的脉诊是：肝脉应该为革脉、虚脉或浮脉的肝虚寒的脉。

太阳病伤寒的主脉是：浮紧，尤其是紧脉。

我们可以通过这样的一个脉诊结果分析的角度，重新查看本章上面提到的病例，看看还有哪些病例也有厥阴太阳伤寒病的病机。

病例 3-1 唐某 女 16 岁

主诉、主证及既往病史	周身湿疹，腹部和后背明显，5 年前游泳后发作，之后经年不愈。便秘，月经调，无其他不适。舌淡红，稍胖大，苔白厚			
脉诊结果	左外	左内	右内	右外
整手脉	沉 弦 **紧**		弦 **紧** 实	
寸	沉弦紧	沉弦紧	浮弦紧实	沉弦紧
关	浮弦	洪弦	沉弦紧涩	浮弦
尺	弦	弦紧实涩	沉实	弦动

病例 3-3 曹某 女 40 岁

主诉、主证及既往病史	痛经明显，同时伴有头痛颈痛，腹泻 平时易疲乏，腹胀、面红，汗多，畏热足冷，大便细。面颊手胸湿疹，舌红，苔白厚。既往花粉症，甘油三酯高，胆囊息肉，肝囊肿，脂肪肝，左甲状腺囊肿，左乳房钙化			
脉诊结果	左外	左内	右内	右外
整手脉	浮 **紧** 缓 滑		浮 **紧** 缓	
寸	沉弦紧实	浮紧缓滑实	浮紧缓实	虚
关	浮弦缓	弦缓	沉弦紧	沉弦涩
尺	弦缓	涩	涩	弱

病例 3-5 邓某 女 27 岁

主诉、主证及既往病史	发热体温 39.1℃，恶寒，头疼，后背疼，腰酸，手腕疼，肩膀疼，右手中指骨节疼，汗出多，下肢无力，纳呆，口渴，喉咙干，眼屎多，便溏。腹股沟淋巴结肿大。舌黯红胖大，苔白厚 西医诊断：淋巴癌

续表

脉诊结果	左外	左内	右内	右外
整手脉	浮弦**紧**数		浮弦**紧**数	
寸	实	浮弦实紧滑	浮弦实紧	虚
关	浮弦	弦滑	革	革
尺	浮弦	实涩	弦实涩	革

病例 3-6　方某 女 32岁

主诉、主证及既往病史	10am—5pm 低热 37.1 ~ 37.6℃ 1 个月，双肩酸痛，咽干，鼻塞，咽痒，便溏，下颌淋巴结肿大。舌红，胖大，苔黄。既往病史：痛经

脉诊结果	左外	左内	右内	右外
整手脉	沉细弦紧数		沉细弦数	
寸	沉弦紧实	沉弦紧	沉弦	沉弦
关	浮弦	弦滑	沉弦	浮弦
尺	弱	弦	弦	弱

病例 3-9　蔡某 女 82岁

主诉、主证及既往病史	肩颈无力，难以支撑头部，需要佩戴颈托，双下肢无力，身痛，消瘦，足及双小腿水肿，纳佳，二便调。舌淡黯，苔白稍厚

脉诊结果	左外	左内	右内	右外
整手脉	弦**紧**洪		弦**紧**洪	
寸	弦紧洪	弦紧洪	弦实紧	弦洪
关	革	弦洪	革	洪
尺	革	实弦涩	革	洪

病例 3-10　彭某 女 54岁

主诉、主证及既往病史	头晕，面红，便秘，颈腰痛，足跟痛，夜晚盗汗，舌绛苔白稍胖大155/95mmHg，尚未服降压药

脉诊结果	左外	左内	右内	右外
整手脉	浮 弦 **紧** 数		浮 弦 **紧** 数	
寸	弦实涩	弦实紧	弦实紧	弦
关	浮弦	弦实	弦紧	弦
尺	弦	缓	浮紧缓	弦动

病例 3-11　潘某 男 103 岁

主诉、主证及既往病史	患者 3 个月前双足起疱疮，逐渐蔓延至会阴、腰部，就诊时双上肢手臂、手都起大疱疮，西医诊断为天疱疮，经过专科医生治疗后并无好转，目前主要是外治，包裹尽量避免疱疮破裂，对于已经破裂的疮口，清洁消毒，避免感染。 其他症状：咳嗽，吐白痰，舌淡红，苔薄白。纳可，小便频数，偏黄，大便调，双足冷稍肿，腹胀 既往病史：20 年前胆结石切除术，3 年前肺积水

脉诊结果	左外	左内	右内	右外
整手脉	浮 弦 紧		弦 紧 洪	
寸	沉弦紧	浮弦紧	紧洪	沉实
关	革	紧洪	浮弦紧	洪
尺	浮弦	浮弦紧	浮弦紧	缓

上述病例都是厥阴太阳伤寒病。如果我们大家仔细分析上面几例医案的传统脉诊结果，就会发现，患者的脉诊里，胃家还有**实脉**存在，这也就提示了，病人除了有**厥阴太阳伤寒病**的病机存在，还有一个**厥阴阳明病**的病机同时存在。实际上，上述病例 3-1、3-3、3-5、3-6、3-9、3-10、3-11，这 7 个病例最终的诊断是：**在厥阴病的基础上，既有太阳伤寒，又有胃家实的阳明病。**

厥阴病总的特点是：肝、脾、肾都已经虚损，尤以肝阴、阳两虚为主，胆热或兼及心包的虚、实、寒、热错杂的一个全身性的症状。在这个基础上，又发生了太阳伤寒。厥阴太阳伤寒病的治疗，不能使用单纯的发汗解表，而是应该在补助肝、脾、肾和气血的前提下再来发汗解表，同时还要考虑到胆热的情况。这就和治疗单纯的太阳伤寒病有了很大的不同。如果是从单纯治疗太阳伤寒或者是单纯治疗厥阴病的角度入手，都无法起到预期的效果，用方用药上一定要同时兼顾到两个重要的致病病机，并且平衡方中的用药，才能快速起效，是非常考验医生功底的临床情况。

厥阴病本身就是虚、实、寒、热，相互错杂的，需要补虚清热，现在又有太阳表寒，需要发散风寒，阳明有实热，需要通下泄热。这样一个错综复杂的局面，如果没有传统脉诊的帮助，要想得到全面的诊断结果是根本不可能的。如果无法得到全面的诊断结果，那基于诊断的治疗想要到位就完全无从谈起了。这也正是现下很多与此类似的疑难杂症的中医治疗，怎么治都有一定的效果，而怎么治又都治不好的真正原因。

第五节

表里双解

我们再来看下面的医案，据此提出本章的另一个问题：**表里双解。**

病例 2-1　周某　女　75 岁

主诉、主证及既往病史	23 年前脑出血,左足不利,久坐脚肿,肩颈紧,腰酸胀,盗汗,咳痰带血,舌淡紫,胖大,苔白 血压 158/96mmHg			
脉诊结果	**左外**	**左内**	**右内**	**右外**
整手脉	弦紧实		弦紧实	
寸	实浮弦紧	紧洪	浮紧实	沉弦紧实
关	革	实	沉紧	实
尺	弦	弦涩	紧实	弦动

病例 2-2 吴某 女 58 岁

主诉、主证及既往病史	牛皮癣,体重减轻。牛皮癣反复发作,上、下肢,胸背均发红发痒,体重减轻,右肩痛,上背冷,晨起口苦,眠浅易醒,大便溏黏,舌红,尖尤甚,舌稍胖大,苔白厚 既往病史:糖尿病,子宫肌瘤术后

脉诊结果	左外	左内	右内	右外
整手脉	弦紧实		弦紧实	
寸	沉弦紧实	沉弦**紧**	弦紧实	浮紧实
关	革	弦实	沉弦**紧**	**实**
尺	弦	弦涩实	**实**弦涩	浮弦

病例 2-8 郭某 女 54 岁

主诉、主证及既往病史	肩背痛,咳嗽,黄痰多,口苦,胃胀,胃酸反流,便秘,月经不畅,颜色紫黑。舌绛苔白 既往病史:子宫肌瘤,乳腺囊肿,甲状腺结节,高血压,心肌缺血

脉诊结果	左外	左内	右内	右外
整手脉	浮 紧 缓		浮 紧 缓	
寸	涩沉实	浮紧缓滑	弦紧实	弦缓
关	革	缓滑	虚	弦
尺	缓	实缓涩	弦缓	弦动

病例 2-10 何某 女 72 岁

主诉、主证及既往病史	左肺尖结节 1 厘米,易疲乏,偶尔咳嗽,眠浅,纳少,夜尿多,舌红苔黄 血压 142/70mmHg

脉诊结果	左外	左内	右内	右外
整手脉	弦紧实		弦紧实	
寸	弦实	弦紧实	弦紧实	弦
关	缓浮	弦实	弦缓	革
尺	缓	缓实	弦紧实	弦缓

病例 2-11 高某 男 60 岁

主诉、主证 及既往病史	失音半年,无咳嗽,无咽痛,无头晕,舌紫胖大,苔薄白 既往病史:高血压,血压 145/82mmHg			
脉诊结果	左外	左内	右内	右外
整手脉	弦紧实		弦紧实	
寸	沉弦紧	弦实紧	弦实紧	洪
关	浮弦	洪弦	革	弦实
尺	弦动	弦实涩	弦实涩	弦动

病例 2-13 郑某 男 58 岁

主诉、主证 及既往病史	眩晕,盗汗多,咳嗽,胸冷,颈项紧,便溏,口疮多发,舌淡紫、胖大,边齿 痕,苔白腻 血压偏高,170/100mmHg			
脉诊结果	左外	左内	右内	右外
整手脉	弦紧实		弦紧实	
寸	沉弦紧实	弦紧实	弦紧实	虚
关	革	弦实	革	革
尺	弦动	弦紧实	弦紧实	弦动

病例 2-16 谢某 女 16 岁

主诉、主证 及既往病史	主诉是上背痛,脊柱侧弯。伴有胸闷,嗳气,咳痰色黄,前额青春痘,舌 红,胖大,苔白			
脉诊结果	左外	左内	右内	右外
整手脉	浮弦紧		弦	
寸	弦紧	浮弦紧	弦实	革
关	浮弦	洪弦	浮弦	常
尺	弦动	浮弦紧	弦	浮弦

上面 7 个病例是在第二章讨论厥阴阳明病时提到过的,这些都是厥阴阳明病。我们可以看到,在脉诊结果里也都有紧脉,也就是说,这些病例,又

都同时含有厥阴太阳伤寒病的病机。

同时既是厥阴阳明病，又是厥阴太阳病，治疗的时候，厥阴病的治疗是补肝、脾、肾的气血阴阳，兼清胆热。那对于存在的太阳伤寒和阳明实热，治疗的时候是应该先解表呢还是先清热？还是表里兼顾呢？这就给大家引出了这一节的重点：表里双解。

这个问题在临床中十分常见，在历代医家的著述里都有过详细的讨论：

提到**表里双解法**，大家很自然就会想到**防风通圣散**。这是金元四大家之首刘完素医生所创立的表里双解的名方。他从《素问·至真要大论》的病机十九条阐发，提出："六气皆从火化，五志过极皆为热病"。从而提出火热论的观点。治疗上主张并且善用寒凉药物，是中医史上寒凉派的代表。**防风通圣散**出自他的代表作《黄帝素问宣明论方·风门》：**防风　川芎　当归　芍药　大黄　薄荷叶　麻黄　连翘　芒硝各半两　石膏　黄芩　桔梗各一两　滑石三两　甘草二两　荆芥　白术　栀子各一分**

上为末，每服二钱，水一大盏，生姜三片，煎至六分，温服。涎嗽，加半夏半两，姜制

我们来看看他的原文：

风寒热，诸疾之始生也，入之脏腑皆风之起。谓火热阳之本也。谓曲直动摇，风之用也；眩运呕吐，谓风热之甚也。夫风热怫郁，风大生于热，以热为本，而风为标。言风者，即风热病也。气壅滞，筋脉拘卷，肢体焦痿，头目昏眩，腰脊强痛，耳鸣鼻塞，口苦舌干，咽嗌不利，胸膈痞闷，咳呕喘满，涕唾稠粘，肠胃燥热，结便溺淋闭，或夜卧寝汗，咬牙睡语，筋惕惊悸，或肠胃怫郁结，水液不能浸润于周身，而但为小便多出者；或湿热内郁，而时有汗泄者；或因亡液而成燥淋闭者；或因肠胃燥郁，水液不能宣行于外，反以停湿而泄；或燥湿往来，而时结时泄者；或表之阳中正气卫气是也与邪热相合，并入于里，阳极似阴而战，烦渴者，中气寒故战，里热甚则渴；或虚气久不已者。经言：邪热与卫气并入于里，则寒战也，并出之于表，则发热，并则病作，离则病已；或风热走注，疼痛麻痹者；或肾水真阴衰虚，心火邪热暴甚而僵仆；或卒中久不语；或一切暴喑而不语，语不出声；或暗风痫者；或洗头风、或破伤风、或中风，诸潮搐，并小儿诸疳积热；或惊风积热，伤寒疫疠而能辨者；或热甚怫结而反出不快者；或痘黑陷将死；或大人小儿风热疮疥，及久不愈者；或头生屑，遍身黑黧，紫白斑驳；或面鼻生紫赤，风刺瘾疹，俗呼为肺风者；或成风疠，世传为大风疾

者；或肠风痔漏。并解酒过热毒，兼解利诸邪所伤，及调理伤寒，未发汗，头项身体疼痛者，并两感诸证。兼治产后血液损虚，以致阴气衰残，阳气郁甚，为诸热证，腹满涩痛，烦渴喘闷，谵妄惊狂；或热极生风，而热燥郁，舌强口噤，筋惕肉瞤，一切风热燥证，郁而恶物不下，腹满撮痛而昏者。恶物过多而吐者，不宜服之，兼消除大小疮及恶毒。兼治堕马打扑，伤损疼痛。或因而热结，大小便涩滞不通，或腰腹急痛，腹满喘闷者。

下面看看历代诸家对此的记载和分析：

《方剂学》防风通圣散

组成：防风　荆芥　连翘　麻黄　薄荷　川芎　当归　白芍（炒）　白术　山栀　大黄（酒蒸）芒硝（后下）各五钱（各15g）　石膏　黄芩　桔梗各一两（各30g）　甘草二两（60g）　滑石三两（90g）

功用：疏风解表，泄热通便。

主治：风热壅盛，表里俱实。憎寒壮热，头目昏眩，目赤睛痛，口苦口干，咽喉不利，胸膈痞闷，咳呕喘满，涕唾稠黏，大便秘结，小便赤涩，并治疮疡肿毒，肠风痔漏，丹斑隐疹。

《医方考》防风通圣散

风热壅盛，表里三焦皆实者，此方主之。防风、麻黄解表药也，风热之在皮肤者，得之由汗而泄；荆芥、薄荷清上药也，风热之在巅顶者，得之由鼻而泄；大黄、芒硝通利药也，风热之在肠胃者，得之由后而泄；滑石、栀子水道药也，风热之在决渎者，得之由溺而泄。风淫于膈，肺胃受邪，石膏、桔梗清肺胃也，而连翘、黄芩又所以祛诸经之游火；风之为患，肝木主之，川芎、归、芍和肝血也，而甘草、白术又所以和胃气而健脾。刘守真氏长于治火，此方之旨，详且悉哉。

《医方集解》防风通圣散

此足太阳、阳明表里血气药也。防风　荆芥　薄荷　麻黄轻浮升散，解表散寒，使风热从汗出而散之于上；大黄、芒硝破结通幽；栀子、滑石降火利水，使风热从便出而泄之于下；风淫于内，肺胃受邪，桔梗、石膏清肺泻胃；风之为患，肝木受之，川芎　归芍和血补肝；黄芩清中上之火；连翘散气聚血凝；甘草缓峻而和中（重用甘草、滑石，亦犹六一利水泻火之意）；白术健脾而燥湿。上下分消，表里交治，而于散泻之中，犹寓温养之意，所

以汗不伤表，下不伤里也。

从上面的各家分析，我们可以看到，本方是辛凉解表、泄热通下、表里双解的代表处方。

处方分析如下：

麻黄、防风、荆芥： 发散风寒　　　**连翘、薄荷：** 疏散风热

大黄、芒硝： 泄热通下

栀子： 清胸膈之热　　**石膏：** 清阳明经热　　**滑石：** 清膀胱湿热

黄芩： 清胆火　　　　**桔梗：** 利咽止痛　　　**川芎、当归、白芍：** 理血

白术、甘草： 健脾

这个药方，可以看成越婢汤、调胃承气汤、栀子豉汤、白虎汤、猪苓汤、桔梗甘草汤、黄芩汤的合方。此方的创新之处在于**解表和攻下并用。**

看这个处方分析，刘完素医生当时一定也在临床中发现了患者既有太阳的伤寒之邪，又有阳明的实热这样的双重病机，而他善用的药方效果都不理想，才会根据双重病机创立了此方。他对这两个病机同时存在时的治疗思路和方法就是：**一起来，表里双解同时进行。**由于疗效显著，此方被后世医家推崇备至，一直流传至今。

现在，我们根据脉诊结果显示，所要治疗的患者面临同样的问题，既有太阳伤寒，又有阳明实热，那我们是不是就可以直接沿用刘完素医生的方法，使用防风通圣丸来"表里双解"进行治疗了呢？

实际上，"表里双解"的方法是一个突破常规的治疗方法，在《伤寒论》中，常规的治法应该是：先解表，再攻里。

第 44 条：太阳病，外证未解，不可下也，下之为逆。欲解外者，宜桂枝汤。

第 45 条：太阳病，先发汗，不解，而复下之，脉浮者不愈。浮为在外，而反下之，故令不愈。今脉浮，故知在外，当须解外则愈，宜桂枝汤。

第 56 条：伤寒，不大便六七日，头痛有热者，与承气汤。其小便清者，知不在里，仍在表也，当须发汗。若头痛者，必衄，宜桂枝汤。

在这是，仲师用桂枝汤举例来说明了他的观点：**当有太阳表邪时应该先解表，不能用下法。**

第 106 条：太阳病不解，热结膀胱，其人如狂，血自下，下者愈。其外

不解者，尚未可攻，当先解其外。外解已，但少腹急结者，乃可攻之，宜桃核承气汤。

这一条是描述太阳蓄血的条文，我们现在已经知道**太阳蓄血**实际上是阳明病。本条明确提出即使已经有了"热结膀胱，其人如狂"的阳明病，如果同时又有太阳病的时候，也应该先解表，表解后才可攻里。

第 131 条：**病发于阳而反下之，热入因作结胸，病发于阴而反下之，因作痞也。所以成结胸者，以下之太早故也。结胸者，项亦强，如柔痉状。下之则和，宜大陷胸丸方。**

第 134 条：**太阳病，脉浮而动数，浮则为风，数则为热，动则为痛，数则为虚，头痛发热，微盗汗出，而反恶寒者，表未解也。医反下之，动数变迟，膈内拒痛，胃中空虚，客气动膈，短气躁烦，心中懊憹，阳气内陷，心下因硬，则为结胸，大陷胸汤主之。若不结胸，但头汗出，余处无汗，剂颈而还，小便不利，身必发黄。**

这两条是描述太阳病不解，却反攻里造成结胸的情况。

仲师在《伤寒论》里明确提出了应该先表后里的原则，以及误下的严重后果。然而刘完素医生创立了**表里双解**一起来的防风通圣散，突破了先表后里的准绳，临床治疗效果也不错，并且一直沿用至今。现在，我也在临床中遇到了同样情况的时候，到底应该如何取舍呢？尤其是通过传统脉法，已经可以很确定地判断患者表里同在，即我们之前讨论的厥阴太阳病和厥阴阳明病的病机同时存在的时候，应该如何抉择治疗方法呢？当年的仲师在临床中，难道就没有遇到过病机是"表里同在"，除了常规治疗方法以外的其他情况吗？于是，我又返回去再反复仔细阅读《伤寒论》，终于发现，**仲师对于这种表里同时出现的情况下，除了先表后里的常规治疗方法以外，也给出了在什么情况下反而需要"先里后表"的治疗。**大家请看下面《伤寒论》的条文：

第 124 条：**太阳病六七日，表证仍在，脉微而沉，反不结胸，其人发狂者，以热在下焦，少腹当硬满，小便自利者，下血乃愈。所以然者，以太阳随经，瘀热在里故也，抵当汤主之。**

本条所描述的病症，就是太阳病，表证仍在，常规来说应该先解表，但病人脉反"微而沉"，并不浮数，同时症见发狂和少腹硬满的里证，在这种情形下，虽然表证仍在，就应该先解其里，用抵当汤进行治疗。等到里症解了以后，再继续解表的治疗。虽然原文里并没有直白地对这样的治疗顺序进行表述，但是理解了仲师的原文，也就自然明白了他的言外之意了。

第 125 条：**太阳病，身黄，脉沉结，少腹硬，小便不利者，为无血也；小便自利，其人如狂者，血证谛也，抵当汤主之。**

本条和 124 条类似，即**太阳病，头项强痛而恶寒，脉不浮反而沉结**，同时症见**少腹硬，其人如狂**的里证，在治疗上也需要**先里后表**来进行治疗的。

第 135 条：**伤寒六七日，结胸热实，脉沉而紧，心下痛，按之石硬者，大陷胸汤主之。**

本条描述的伤寒，即**太阳病，或已发热，或未发热，必恶寒，体痛，呕逆，脉阴阳俱紧者**，脉不浮紧反而沉紧，并见**心下痛，按之石硬**的里证，治疗上也应该遵循**先里后表**的原则。

第 218 条：**伤寒四五日，脉沉而喘满。沉为在里，而反发其汗，津液越出，大便为难，表虚里实，久则谵语。**

本条论述的是伤寒，即：**太阳病，或已发热，或未发热，必恶寒，体痛，呕逆，脉阴阳俱紧者**，脉不浮紧反而沉，并见喘而腹胀满，脉沉，为病在里，理论上应该先里后表，如果没有先用下法，反而仍然遵循"先表后里"的常规，仍然先进行"发汗解表"的治疗，那就会造成汗出后津液减少，大便硬结，里证加重的情况。

综上所述，按照仲师的描述，在临床上，当"表里同在"的时候，常规来说应该是进行"先表后里"的治疗，也就是先解表，后清里，但如果脉不浮紧，反而沉紧的话，就要根据实际情况，先清里，再解表。由此，我们也可以再进一步明确，当我们遵循"先表后里"的治疗原则的时候，脉应该是浮紧脉。

第 90 条：**本发汗而复下之，此为逆也；若先发汗，治不为逆。本先下之，而反汗之，为逆；若先下之，治不为逆。**

这一条就是在论述解表和攻里的先后顺序，表里同病：

◈ **如果脉浮紧，法当先表后里，即先发汗，再清里，如果反而先攻里则为逆。**

◈ **如果脉沉紧，法当先里后表，即先清里，再解表，如果反而先解表则为逆。**

在经过仔细阅读，理解了仲师和刘完素医生对于"表里双解"的理论阐述以后，实际上，在临床治疗中，**这两种方法，我都实践过**。因为有了传统脉诊的帮助，可以明确了解治疗前后的变化，加以比较，从而可以得到比较确定的答案。通过反复几年不断的临床实践比较，得到的结论是：

在表里同病的情况下，不加辨别，表里双解同时进行，临床也是有效的，但缺点是这样的治法，会导致病人所罹患的太阳伤寒证久久不去，从而使疗程加长，而且在加减用药的时候，平衡难以把握。防风通圣散，虽然是表里双解的组方原则，如果我们细细分析它的组方用药思路，还是以攻邪为主，扶正不足。而对于厥阴病同时伴有太阳伤寒和阳明病的时候，扶正，在整个治疗过程中显得尤为重要。防风通圣散中所使用的麻黄、大黄都是峻烈之品，对肾根、胃气都有较大的影响，处方时如果要使用这两味药，需要同时加减多少辅助用药，都是医生需要反复根据脉诊结果来权衡的。**因此我认为，表里双解同时进行的治疗方法，是突破常规的使用方法，在临床治疗时可以用，但是只能作为选择之一，不能作为常规使用。**

最切合实际也最有效的治法还是遵循仲师在《伤寒论》里的指导，根据证和脉象，来决定是先表后里，还是先里后表，进行次第的治疗。

我们看下面的 3 个病例：

病例 3-4　许某 女 78 岁

主诉、主证及既往病史	右膝肿大变形疼痛，不发红。病程日久，缠绵难愈，西医建议行关节置换术。面肿，上睑肿，晨起明显。嗳气多，矢气多，大便清谷，口渴。舌淡红，苔薄白水滑 既往病史：高血压		

脉诊结果	左外	左内	右内	右外
整手脉	浮 弦 紧		实	
寸	浮弦紧	浮弦紧	紧实	洪
关	革	弦	革	和缓
尺	弦	浮弦紧	实涩	弦动

病例 3-10　彭某 女 54 岁

主诉、主证及既往病史	头晕，面红，便秘，颈腰痛，足跟痛，夜晚盗汗，舌绛苔白稍胖大 血压：155/95mmHg，尚未服降压药

脉诊结果	左外	左内	右内	右外
整手脉	浮 弦 紧 数		浮 弦 紧 数	
寸	弦实涩	弦实紧	弦实紧	弦
关	浮弦	弦实	弦紧	弦
尺	弦	缓	浮紧缓	弦动

病例 2-8 郭某 女 54 岁

主诉、主证及既往病史	肩背痛,咳嗽,黄痰多,口苦,胃胀,胃酸反流,便秘,月经不畅,颜色紫黑。舌绛苔白 既往病史:子宫肌瘤,乳腺囊肿,甲状腺结节,高血压,心肌缺血

脉诊结果	左外	左内	右内	右外
整手脉	浮 紧 缓		浮 紧 缓	
寸	涩沉实	浮紧缓滑	弦紧实	弦缓
关	革	缓滑	虚	弦
尺	缓	实缓涩	弦缓	弦动

上面 3 个病例,都是表里同病的案例,**总脉浮紧**,就需要**先解表,再清里**。

病例 3-1 唐某 女 16 岁

主诉、主证及既往病史	周身湿疹,腹部和后背明显,5 年前游泳后发作,之后经年不愈。便秘,月经调,无其他不适。舌淡红,稍胖大,苔白厚

脉诊结果	左外	左内	右内	右外
整手脉	沉 弦 紧		弦 紧 实	
寸	沉弦紧	沉弦紧	浮弦紧实	沉弦紧
关	浮弦	洪弦	沉弦紧涩	浮弦
尺	弦	弦紧实涩	沉实	弦动

这个病例也是表里同病,**脉沉弦紧**,就需要**先清里,再解表**。

病例 2-13　郑某 男 58 岁

主诉、主证及既往病史	眩晕,盗汗多,咳嗽,胸冷,颈项紧,便溏,口疮多发,血压偏高,170/100mmHg。舌淡紫、胖大,边齿痕,苔白腻			
脉诊结果	**左外**	**左内**	**右内**	**右外**
整手脉	沉弦紧实		弦紧实	
寸	沉弦紧实	沉弦紧实	弦紧实	虚
关	革	弦实	革	革
尺	弦动	弦紧实	弦紧实	弦动

　　上面这个病例总脉是沉弦紧实,也是表里同病,也需要**先清里,再解表**。

　　我们看历代的各家医案,谈到有效案例,往往是**一剂知,两剂已**。这种提法,甚至成了一些中医信奉者在寻医问药时的选择标准。其实,这种提法是从证的角度来说的,以我的临床观察,如果是从传统脉诊的诊断角度来看,实际情况并不是这样的。比如太阳伤寒证,往往是我已经摸到了患者的紧脉,诊断为太阳伤寒证了,而病人还没有任何伤寒的症状出现;或是太阳伤寒证经服药以后,病人感觉自己已经好了,各种相关症状都已经消失了,但一做传统脉诊诊断,紧脉还存在,说明其太阳伤寒还没有解透,那在治疗上就需据脉继续用药解表。因此,在临床实际治疗用方用药的时候,如果以脉诊作为准绳,就会比"证"更客观和贴近实际,获得更好的治疗效果。

　　写到这里,本章重点讨论的太阳伤寒的诊断和治疗就暂告一个段落。下面,我们接着来讨论上面提到的一个关于**中风**的问题,之所以在这一章专门列出一节来进行讨论,是因为这个问题不仅和太阳伤寒有关,还很容易混淆,此**中风**非彼**中风**,实在是应该从理论上分清楚,才能更好地指导临床应用。

第六节

两种"太阳中风"

在《伤寒论》太阳病篇的另一个部分，还讨论了太阳中风的诊断和治疗。《伤寒论》**第 2 条，太阳病，发热，汗出，恶风，脉缓者，名为中风。**仲师在此部分主要论述了桂枝汤类方的使用。也就是说伤寒证用麻黄类方，中风证用桂枝类方。不论是麻黄汤还是桂枝汤，都是**辛温解表**的方子，就是通常说的治疗的是**风寒感冒**，正是由于《伤寒论》的影响，在中医历史的早期，不论是医生还是病人，都对寒邪极为重视，用药偏于辛温，这样不经细致辨别地使用，带来了很多使用不当的副作用，也正是因为这个原因，才促成了中医历史上"寒凉派"的崛起。以擅长治疗"风热感冒"流传于世。那么，《伤寒论》中是否有关于**治疗"风热感冒"的相关论述呢？**难道说，因为书名叫《伤寒论》，所以就只有治疗风寒感冒的方药，而没有治疗风热感冒的方药吗？

其实，是有的。我们来看《伤寒论》

第 38 条：太阳中风，脉浮紧，发热恶寒，身疼痛，不汗出而烦躁者，大青龙汤主之。若脉微弱，汗出恶风者，不可服之。服之则厥逆，筋惕肉瞤，此为逆也。

大青龙汤方：麻黄六两（去节） 桂枝二两（去皮） 甘草二两（炙）杏仁四十个（去皮尖） 生姜三两（切） 大枣十二枚（擘） 石膏如鸡子大（碎）。

这里提到太阳中风，按照第 2 条，太阳病，发热，汗出，恶风，脉缓者，名为中风。既然是中风，应该是脉浮缓，但在第 38 条的太阳中风，脉反而是浮紧。脉浮紧应该是提示有太阳伤寒，但为什么这里又叫太阳中风呢？这样表述，不是互相矛盾吗？这个问题应该怎么理解呢？

我们再仔细看回原文：

◆ "发热恶寒，身疼痛"这个描述，都可见于麻黄汤证的伤寒或是桂枝汤证的中风。

◆ "不汗出"就很明确了，这是伤寒，因为桂枝汤证的中风是有汗出的。

《伤寒论》第 16 条：桂枝本为解肌，若其人脉浮紧，发热汗不出者，不可与也。常须识此，勿令误也。

这一条明确提出了：**若其人脉浮紧，发热汗不出者，不可与也。常须识此，勿令误也。**

这是桂枝汤使用的禁忌之一。

因此，第 38 条，**脉浮紧，不汗出**，虽然叫**中风**，却不是桂枝汤证的中风，而应该是指的**伤寒**。但为什么要叫**太阳中风**呢？最后的**烦躁**症状点出了重点。这里的**烦躁**是**里有阳明内热**的反应，所以在这里的**风**，指示的是**阳邪**，即**热**的意思。因此，第 38 条描述的是：**既有太阳伤寒，又有阳明内热的复杂情况，仲师也叫其为太阳中风。**

但是，需要留意的是，这里表述的**中风**，和桂枝汤证的**中风**，虽然名字相同，但却是完全不同的病机。这里使用的大青龙汤既有麻黄、桂枝，辛温解表，又有石膏辛凉清热，实际上就是一个**辛凉解表**的处方，这才是我们通俗意义上说的治疗**风热感冒**的处方。

因此，如果能理解仲师的深意，在临床上加以运用，也是效如桴鼓的，并不需要再额外新组其他治疗风热感冒的方剂。有了疗效这么好的经方，也就不会再用后世的银翘散，桑菊饮一类的药方了。和本方方义类似的还有：麻杏石甘汤，越婢汤，桂枝二越婢一汤等。

第 27 条：太阳病，发热恶寒，热多寒少，脉微弱者，此无阳也，不可发汗，宜桂枝二越婢一汤方。

桂枝二越婢一汤方：桂枝（去皮）　芍药　麻黄　甘草（炙）各十八铢　大枣四枚（擘）　生姜一两二铢（切）　石膏二十四铢（碎，绵裹）。

第 63 条：发汗后，不可更行桂枝汤。汗出而喘，无大热者，可与麻黄杏仁甘草石膏汤。

麻黄杏仁甘草石膏汤方：麻黄四两（去节）　杏仁五十个（去皮尖）　甘草二两（炙）　石膏半斤（碎，绵裹）。

《金匮要略·水气病脉证并治》

二十三、风水恶风，一身悉肿，脉浮而渴，续自汗出，无大热，越婢汤主之。

越婢汤方：麻黄六两　石膏半斤　生姜三两　甘草二两　大枣十五枚。

这几个处方都是**辛凉解表**的处方，主要是**麻黄和石膏**的配伍使用，而在防风通圣散中解表的主要也是麻黄和石膏。看到这里，大家就明白了，在

《伤寒论》中，并不是没有辛凉解表的处方，只是金元以前的临床医家和患者大多片面注重伤寒，用药偏于辛温解表，忽视了**表寒里热的太阳中风**，即我们常说的**风热感冒**的治疗，就必定有副作用的产生，这个锅被无辜的仲师和《伤寒论》背了，因此才会涌现出所谓的**寒凉派**，其实从根本上讲，所谓的**寒凉派**，还是在《伤寒论》的范畴里。至于现代临床常用于治疗风热感冒的银翘散和桑菊饮，其疗效和理论基础上，就更加难以与之相提并论了。这两个药方，虽然也是辛凉解表的处方，但是清热有余，散寒解表的力度却远远不足，临床疗效自然和经方有天壤之别，小打小闹一下还勉强，真正的重症风热感冒，也就是现在一些极为难治的外感以及传染病来袭的时候，就毫无招架之力了。

我经由传统脉法的诊断指导，获得上面用大篇幅来跟大家分享的经验，希望能帮助大家深刻理解这个问题。总的来说，临床上我们常见的风寒感冒分为两种：

◇ **一种是：太阳中风，脉浮缓，发热，恶风，汗出，用桂枝汤类方。**

◇ **另一种是：恶寒，身体疼痛，无汗出，脉浮紧的太阳伤寒；用麻黄汤、葛根汤、小青龙汤等。**

◇ **风热感冒在《伤寒论》里，也叫"太阳中风"，发热，恶寒，身疼痛，有汗或无汗，咽痛，烦躁，脉浮紧而洪或滑。方用大青龙汤、越婢汤、麻杏石甘汤等。**

现在，我们在这里再回头看之前提到的**柴胡注射液**的使用，为何会在临床使用中出现诸多的副作用，原因就明晰了。上面这些内容，都是对于太阳病的讲述，如果这个时候患者发热，医生使用治疗少阳证的柴胡剂来退热，就会出现各种副作用，柴胡注射液的不良反应大多是即发型或速发型，临床主要表现为寒战、发热、心悸、胸闷、呼吸困难、呼吸急促、恶心、呕吐、过敏（样）反应、皮疹、瘙痒等。这些临床表现出来的副作用，在机理上，都是由于寒邪在表，反而用柴胡清热，导致寒邪加重的反应。这样的副作用的出现，仲师早就在《伤寒论》里警告过了。此时如果患者的发热是病入少阳的发热，使用柴胡注射液，就不会出现上述副反应，退热效果也会很显著。延展开来，在不能使用柴胡注射液的情况下，同样不能使用含有柴胡的处方来进行治疗，否则同样会有很大的不良反应。因此，只有把上面讲述的内容都弄明白了，才不会在临床中因为辨错证而用错药。

离初入临床，已经过去了近 30 年，我才终于在传统脉诊的帮助下，把这个问题从理上到用上搞明白，于我而言，实在是此生之幸。而当初看完恽铁樵医生和徐小圃医生的医案以后那种感慨和痛心，在之后的临床治疗中，就再也不会发生了。

经过以上讨论，对于**两种太阳中风**的概念已经很清楚了。除此以外，**还有一种中风，是内科学讨论的中风。**我们以此为例，延伸到《金匮要略》等经典的阅读理解，来讨论一下这个问题。

第七节

另一种中风——卒中

上面我在跟大家详细分析那位卒中病例（病例 3-12）的时候提到过，经过详细的传统脉诊，得到了根据脉诊结果分析的病机，然后再经过一系列的头脑风暴以后，最终为患者选方：续命汤系列方加减进行治疗。

这种中风又名卒中：

◇ 主要表现：猝然昏仆，不省人事，伴有口眼歪斜，半身不遂，语言不利等，相当于西医诊断的脑出血、脑血栓、脑栓塞一类的脑血管病。

◇ 中医学对于本病病机的认识也经历了由"**外风**"转为"**内风**"的过程，逐渐形成了**肝肾阴虚，肝风内动**为主要病机的内风学说占据主导的局面。

◇ 治疗上主要采用：清热化痰，滋阴潜阳，平肝息风为主的治疗方法。

◇ 方用：天麻钩藤饮，镇肝息风汤等。

实际上，在临床中，通过传统脉诊，我观察到，在这类中风病人身上，**紧脉十分常见**，这说明，它的病机和**外风**是有密切联系的，并**不能一概按照现在通用的所谓"内风"理论来辨证论治。**由于该病在临床的常见性，以及和本章内容的密切相关性，下面我和大家一起，深入地看一下对于本病的认识、诊断和治疗的历史演变。

《金匮要略》里的中风历节篇阐述了中风的病机。

一、夫风之为病，当半身不遂，或但臂不遂者，此为痹。脉微而数，中

风使然。

二、寸口脉浮而紧，紧则为寒，浮则为虚，寒虚相搏，邪在皮肤。浮者血虚，络脉空虚，贼邪不泻，或左或右，邪气反缓，正气即急，正气引邪，㖞僻不遂。邪在于络，肌肤不仁；邪在于经，即重不胜；邪入于腑，即不识人；邪入于脏，舌即难言，口吐涎。

三、寸口脉迟而缓，迟则为寒，缓则为虚，营缓则为亡血，卫缓则为中风。邪气中经，则身痒而瘾疹。心气不足，邪气入中，则胸满而短气。

在此记载了中风的两种情况：

一种是脉浮紧，外感**寒邪**为主。另一种是脉迟缓，是外感**风邪**为主。

具体的治法方案并没有给出。书中对此所引用的"侯氏黑散"和"风引汤"并不是治疗中风的方剂。

侯氏黑散是治疗风癫的药方，《外台秘要》：

《病源》：风癫者，由血气虚，风邪入于阴经故也。人有血气少则心虚，而精神离散，魂魄妄行，因为风邪所伤，故邪入于阴则为癫疾。又人在胎时，其母卒大惊，精气并居，令子发癫。其发则仆地，吐涎沫，无所觉是也。原其癫疾，皆由风邪故也。《养生方》云：夫人见十步直墙，勿顺墙而卧，风利吹人，必发癫痫及体重。

又侯氏黑散，疗风癫方：

菊花四十分　防风　白术各十分　茯苓　细辛　牡蛎（熬）　钟乳（研）　矾石（泥裹烧半日，研）　人参　干姜　桂心　川芎　当归　矾石（如马齿者，烧令汁尽，研）各三分　黄芩五分

上十五味，捣合下筛。以酒服方寸匕，日三。忌桃李、雀肉、胡荽、青鱼、酢物、生葱、生菜。

风引汤是治疗风痫的。

又疗大人风引，少小惊痫瘛疭，日数十发，医所不能疗，除热镇心，紫石汤方。

紫石英　滑石　白石脂　石膏　寒水石　赤石脂各八两　大黄　龙骨干姜各四两　甘草（炙）　桂心　牡蛎（熬）各三两

上十二味，捣筛，盛以韦囊，置于高凉处。大人欲服，乃取水二升，先煮两沸，便纳药方寸匕，又煮取一升二合，滤去渣，顿服之。少小未满百日服一合。

《金匮要略·中风历节病脉证并治》篇后林亿增加的附方，续命汤和三黄汤才是治疗中风的正方。

《古今录验》续命汤：

治中风痱，身体不能自收持，口不能言，冒昧不知痛处，或拘急不得转侧。

麻黄　桂枝　当归　人参　石膏　干姜　甘草各三两　川芎一两五钱杏仁四十枚。

上九味，以水一斗，煮取四升，温服一升，当小汗。薄覆脊，凭几坐，汗出则愈。不汗更服，无所禁，勿当风。并治但伏不得卧，咳逆上气，面目浮肿。

《千金》三黄汤：

治中风，手足拘急，百节疼痛，烦热心乱，恶寒，经日不欲饮食。

麻黄五分　独活四分　细辛二分　黄芪二分　黄芩二分。

上五味，以水六升，煮取二升，分温三服，一服小汗，二服大汗。心热加大黄二分，腹满加枳实一枚，气逆加人参三分，悸加牡蛎三分，渴加瓜蒌根三分，先有寒加附子一枚。

由上面的引文大家可以看出，在仲师的年代，也就是东汉时期，还是以**"外风"论治中风的**。

唐朝的孙思邈在《备急千金要方》里对于中风的论述：

岐伯曰：中风大法有四，一曰偏枯，二曰风痱，三曰风懿，四曰风痹。夫诸急卒病多是风，初得轻微，人所不悟，宜速与续命汤，依腧穴灸之。夫风者，百病之长，岐伯所言四者，说其最重也。

偏枯者，半身不遂，肌肉偏不用而痛，言不变，智不乱，病在分腠之间。温卧取汗，益其不足，损其有余，乃可复也。（《甲乙经》云：温卧取汗，则巨取之。）

风痱者，身无痛，四肢不收，智乱不甚，言微可知则可治，甚即不能言，不可治。

风懿者，奄忽不知人，咽中塞，窒窒然。（《巢源》作噫噫然有声。）舌强不能言，病在脏腑，先入阴后入阳。治之，先补于阴，后泻于阳，发其汗，身转软者生。汗不出，身直者，七日死。《巢源》作眼下及鼻人中左右白者，可治，一黑一赤吐沫者不可治。

风痹、湿痹、周痹、筋痹、脉痹、肌痹、皮痹、骨痹、胞痹，各有证候，形如风状，得脉别也，脉微涩，其证身体不仁。

凡风多从背五脏俞入，诸脏受病。肺病最急，肺主气息，又冒诸脏故也。肺中风者，其人偃卧而胸满，短气冒闷汗出者，肺风之证也。视目下鼻上两边下行至口色白者，尚可治，急灸肺俞百壮，服续命汤，小儿减之。若色黄者，此为肺已伤，化为血矣，不可复治；其人当妄言、撮空指地，或自拈衣寻缝，如此数日死。若为急风邪所中，便迷漠恍惚、狂言妄语，或少气僵僵、不能复言，若不求师即治，宿昔而死。即觉便灸肺俞及膈俞、肝俞数十壮，急服续命汤，可救也。若涎唾出不收者，既灸当并与汤也。诸阳受风，亦恍惚妄语，与肺病相似，然著缓可经久而死。

孙真人详细论述了中风的四种情况，仍然是**外风为主**，治疗上主方是续命汤。

小续命汤

治猝中风欲死，身体缓急，口目不正，舌强不能语，奄奄忽忽，神情闷乱。诸风服之皆验，不令人虚方。

麻黄　防己（《崔氏》《外台》不用防己）　人参　黄芩　桂心　甘草　芍药　川芎　杏仁各一两　附子一枚　防风一两半　生姜五两。

上十二味，㕮咀，以水一斗二升，先煮麻黄三沸，去沫，纳诸药，煮取三升，分三服，甚良；不瘥，更合三四剂必佳。取汗，随人风轻重虚实也。有人脚弱，服此方至六七剂得瘥。有风疹家，天阴节变，辄合服之，可以防喑。一本云，恍惚者，加茯神、远志。如骨节烦疼，本有热者，去附子，倍芍药。《小品》《千金翼》同。《深师》《古今录验》有白术，不用杏仁。《救急》无川芎、杏仁，止十味。《延年》无防风

大续命汤

治大风经脏，奄忽不能言，四肢垂曳，皮肉痛痒不自知方。

独活　麻黄各三两　川芎　防风　当归　葛根　生姜　桂心各一两　茯苓　附子　细辛　甘草各一两。

上十二味，㕮咀。以水一斗二升，煮取四升，分五服，老小半之。若初得病便自大汗者，减麻黄；不汗者依方；上气者，加吴茱萸二两、厚朴一两；干呕者，倍加附子一两；哕者，加橘皮一两；若胸中吸吸少气，加大枣十二枚；心下惊悸者，加茯苓一两；若热者，可除生姜，加葛根。初得风未须加减，便且作三剂，停四五日以后，更候视病虚实平论之，行汤行针，依穴灸之。

续命煮散

主风无轻重，皆主之方。

麻黄　川芎　独活　防己　甘草　杏仁各三两　桂心　附子　茯苓　升麻　细辛　人参　防风各二两　石膏五两　白术四两。

上十五味，粗筛下，以五方寸匕，纳小绢袋子中，以水四升和生姜三两，煮取二升半，分三服，日日勿绝，慎风冷，大良。吾尝中风，言语蹇涩，四肢疼曳，处此方日服四服，十日十夜，服之不绝得愈。

大续命散

主八风十二痹，偏枯不仁，手足拘急，疼痛不得伸屈，头眩不能自举，起止颠倒，或卧苦惊如堕状，盗汗、临事不起，妇人带下无子，风入五脏，甚者恐怖，见鬼来收录；或与鬼神交通，悲愁哭泣，忽忽欲走方。

麻黄　乌头　防风　桂心　甘草　蜀椒　杏仁　石膏　人参　芍药　当归　川芎　黄芩　茯苓　干姜各一两

上十五味，治下筛，以酒服方寸匕，日再，稍加，以知为度。

上面列举了四个有代表性的续命汤。由此可见，中医的发展史直到唐朝还是以**外风**论治**中风**的，主方是续命汤。宋朝主要还是承习汉唐，现在通行的《伤寒论》和《金匮要略》版本都是在宋朝由国家组织修订的。

金元四大家之首刘完素在《素问病机气宜保命集》中对于中风的论述：

论曰：《经》云"风者，百病之始"，"善行而数变"。行者，动也。风本生于热，以热为本，以风为标，凡言风者，热也。叔和云：热则生风，冷生气。是以热则风动，宜以静胜其躁，是养血也。治须少汗，亦宜少下。……有表证，脉浮而恶风恶寒，拘急不仁，或中身之后，或中身之前，或中身之侧，皆曰中腑也，其治多易。中脏者，唇吻不收，舌不转而失音，鼻不闻香臭，耳聋而眼瞀，大小便秘结，皆曰中脏也，其治多难。……若风中腑者，先以加减续命汤，随证发其表；若忽中脏者，则大便多秘涩，宜以三化汤通其滞。

三化汤：厚朴　大黄　枳实　羌活各等分

大家可以看到，在治法上，刘完素医生采用了：在表，则发散，以小续命汤为主，分为六经加减的治疗方法；在里，使用三化汤泄热通下的治疗方法。并创立了防风通圣散来进行表里双解。

金元四大家之一的朱丹溪，在《丹溪心法》中对中风的论述：

中风大率主血虚有痰，治痰为先，次养血行血。或属虚挟火（一作痰）与湿，又须分气虚血虚。半身不遂大率多痰，在左属死血瘀血，在右属痰有热并气虚。左以四物汤加桃仁、红花、竹沥、姜汁，右以二陈、四君子等汤加竹沥、姜汁。

《内经》已下，皆谓外中风邪。然地有南北之殊，不可一途而论。惟刘守真作将息失宜，水不能制火，极是。由今言之，西北二方，亦有真为风所中者，但极少尔。东南之人，多是湿土生痰，痰生热，热生风也。邪之所凑，其气必虚。风之伤人，在肺脏为多。

朱丹溪倡导"阳常有余，阴常不足"，是补阴派的代表。**他率先反对中风是外风的理论**，从内伤论治中风，以气、血、痰角度论治中风。从此时开始，对于**中风**病机的认识，就开始出现了偏差。

明朝的张景岳在《景岳全书》中对中风的论述：

非风一证，即时人所谓中风证也。此证多见卒倒，卒倒多由昏愦，本皆内伤积损颓败而然，原非外感风寒所致。而古今相传，咸以中风名之，其误甚矣。故余欲易去中风二字，而拟名类风，又欲拟名属风。然类风、属风，仍与风字相近，恐后人不解，仍尔模糊，故单用河间、东垣之意，竟以非风名之。庶乎使人易晓，而知其本非风证矣。

不难看出，到了明朝的张景岳医生，就**完全否定了外风学说**，认为中风证完全是内伤导致，并提出以补气、补肾阴、肾阳等补虚治疗方法，以恢复真阴为主导进行治疗的学说。

从景岳先生开始，明确提出了"内风"学说，并逐渐成为后世中风治疗的主导学说。

清朝叶天士的《临证指南医案》关于中风的论述：

风为百病之长，故医书咸以中风列于首门。其论症，则有真中、类中、中经络、血脉、脏腑之分；其论治，则有攻风劫痰，养血润燥，补气培元之治。盖真中虽风从外来，亦由内虚，而邪得以乘虚而入。北方风气刚劲，南方风气柔和，故真中之病，南少北多。其真中之方。前人已大备。不必赘论。其类中之，则河间立论云：因烦劳则五志过极，动火而卒中，皆因热甚生火。东垣立论因元气不足，则邪凑之，令人僵仆卒倒如风状，是因乎气虚，而丹溪则又云东南气温多湿，由湿生痰，痰生热，热生风，故主乎湿。三者皆辨明类中之由也。类者伪也，近代以来医者不分真伪，每用羌、防、星、半、乌、附、细辛，以祛风豁痰，虚症实治，不啻如枘凿之殊矣。

今叶氏发明内风，乃身中阳气之变动。肝为风脏，因精血衰耗，水不涵木，木少滋荣，故肝阳偏亢，内风时起。治以滋液息风，濡养营络，补阴潜阳。如虎潜、固本、复脉之类是也。若阴阳并损，无阳则阴无以化，故以温柔濡润之通补，如地黄饮子、还少丹之类是也。更有风木过动，中土受戕，不能御其所胜，如不寐不食，卫疏汗泄，饮食变痰，治以六君、玉屏风、茯苓饮、酸枣仁汤之属。或风阳上僭，痰火阻窍，神识不清，则有至宝丹芳香宣窍，或辛凉清上痰火。法虽未备，实足以补前人之未及。

叶天士医生创立的："肝肾阴虚，肝阳偏亢，肝风内动"的理论，被广泛采纳，成为清代以后关于中风病的主导学说并一直沿用至今。

凡是坚持内风学说的医生，都秉持"北方风气刚劲，南方风气柔和，故真中之病南少北多"的观点，认为在南方因为气候原因，伤寒证少见，所以治疗中风，临证的时候一概从内伤入手治疗，这样的治疗思路和认识，发展到近现代以后成为中医界的主流，这种认识也从另一个方面解释了：恽铁樵先生三个孩子都死于伤寒而医生却无能为力、上海的小儿科专家徐小圃医生对于儿子的肠伤寒束手无策这样的医疗局面。因为在当时的中医界，大家都认为在长江以南的上海，伤寒应该是很少见的，因此当面对真正的伤寒证的时候，医家没有办法准确辨证。可是，恽先生连续两年痛失三子，皆因伤寒不治所致，正说明在南方伤寒并不少见。这还是有医案可查的记录。可以据此推测，作为中医诊断的核心，传统脉诊在当时也是部分失传的，这才导致医家完全凭经验治病。如果能够全面掌握传统脉诊，熟练辨别"紧脉"的话，伤寒证的诊断是难以遁形的。

我们其实可以据此再进一步，就上面列举的中风治疗的文献考据大胆推测：从金元四大家的朱丹溪时期起，在仲师年代的医家们所使用的中医诊断学中的**传统脉诊**就已经开始逐渐失传了。以至于对于**中风证**的治疗，后世医家才会根据各自的治疗经验，慢慢偏离了"外风"理论，发展出了"内风"理论，并沿用至今。而这样依靠临床经验而不是客观的诊断体系来诊断治疗的状况，使得中医体系丧失了对于中风治疗的真正优势，因为不能抓住真正的病机，临床治疗的效果也就有目共睹了。实际上，因为传统脉诊这个中医体系中重要而客观的诊断系统失传的原因，导致了中医在各个疾病治疗优势上的全面丧失。我们如果有心，也可以用上面的这种考据与临床验证互相结合的方式，一个个地找出各类疾病从理论认识到治疗方法等各方面的这些变迁，进而回溯到经典中治疗它们真正有效的理、法、方、药上去。这样的工作，对于临床的实际指导价值非常高，我在这些年不断使用传统脉诊进行临床诊断以及经典的反复研读中，已经做了一部分，本章提到的**中风**这个话题，因为和本书内容相关，所以单独提出来，以此为例给大家进行了详细的阐述。而其他疾病，希望以后有机会再跟大家继续分享。可是这个工作，因为内容庞杂，个人的力量不仅有限，而且进展缓慢，还需要更多的能够熟练使用传统脉诊的医生们共同投入，才能取得更令人鼓舞的成绩。我也十分期待这一天的到来，和更多的同道在这个领域一起工作。

这是题外话。我们再回到中风的话题。我临床治疗中风病人的时候，在不会使用传统脉法诊断以前，也是按照内风理论来进行治疗的，效果也应该和大家是一样的。有一次碰到一位脑血栓的病人，患者 86 岁了，发病以后意识不清，肢体不利，不能吞咽，小便量少，由于患者年纪大，又不能进食，医生认为患者难以恢复，准备放弃治疗。但是家属不想放弃，就请我前往医院尝试治疗一下，看看有没有希望。于是我在患者中风的第三天就开始为她进行治疗。由于病人无法进食，当然也没有办法服食中药汤剂，我就使用针灸进行治疗。针灸方案使用了方氏头针配合传统针灸，第一次针灸过程中，并无特别反应，治疗结束后我就离开了。家属之后报告，在我结束治疗离开后不到半小时，老人家开始出大汗，出到衣服都湿了，之后间隔两个小时，小便就恢复通畅，紧接着意识也恢复了，随后很快吞咽功能也得到恢复，医院见此状况，也就重新积极配合治疗。患者最后病逝于 95 岁。

治疗这个病例的时候，我还没有掌握传统脉诊，第一次的治疗结果出乎意料，患者能够迅速好转的原因我也琢磨不透。一直到后来掌握了传统脉诊，才明白，该病人中风的诱因一定就是伤寒，我正好针了头部穴位，为其开了太阳经脉，寒气随汗出而解，因此疾病得到效果惊人而迅速的缓解。在我掌握了传统脉法的**紧脉**以后，才发现临床上中风的病人，**紧脉**非常常见，如果能够抓住这个病机，与其他病机一起进行综合治疗，疗效就会明显而极大地好于之前凭经验给出的单纯从内风出发进行治疗的结果。

还有就是在高血压的病人中，**紧脉**也十分常见。由于西医知识的普及，大家现在都有这个常识，血压高可以导致中风，西医在治疗的时候，也很重视这个潜在的危险，医嘱一般都是高血压病人需要终生服用降压药来控制血压以预防中风。如果按照中医学中风的内伤学说，中风是肝风内动的结果，那么可以导致中风的高血压，病机也应该是肝风内动，因此，在高血压的中医治疗思路上，目前也基本是以平肝潜阳为主的。这种治疗思路和我在临床上治疗时观察到的大量病案结果相差很大。由于传统脉诊的帮助，我在临床中治疗中风患者时，探查到大量的紧脉存在，才逐渐重视起**外风学说**，也由此返回到经典及各朝代记载，逐一考据探寻，才有了上面跟大家分享的内容。我在**重新回归了以外风理论为主导来进行中风患者治疗以后，就取得了非常满意的治疗效果。**

那么，难道说在中风的治疗上，"内风学说"就完全不可取吗？在这个问题上，难道主张内风学说的历代大医们都是错的吗？也不可以因为外风理论指导下疗效显著，就做出这样非此即彼的否定。内风学说的主要论点是"肝肾阴虚，肝阳上亢"，治疗上以潜阳滋阴为主。那么阴为什么会不足呢？难道原因真的是**"阳常有余，阴常不足"**吗？我的认识是：

◆ 第一个原因是：我们在上面讨论过阳明病，阳明病的病机是胃家实，对人体阴液消耗最大最快的，就是阳明实热。实际上这个实火才是导致阴虚的主要病机。所以，"扬汤止沸，不如釜底抽薪"，所谓的"急下存阴"，去除阳明的实热才是补阴的根本办法。

◆ 第二个原因是：邪入少阳。导致少阳病久病不解，肝胆热郁，自然肝阴内耗，逐渐才会引起肝风内动的。而和解少阳，才是正治。

所以说，对于中风的治疗，内风学说只是治标的方法，没有真正治本。但是在没有掌握外风治疗方案的时候，使用内风理论来进行治疗，对于症状的缓解，也还是有帮助的。

我们以下面的病例再来说明这个问题：

病例 3-13 　石某 女 52 岁

主诉、主证 及既往病史	眩晕,胸胁胀闷气短,易腹泻,眠差易醒,咽中痰多,舌红胖大,苔白腻。CT 显示腔隙性脑梗死		

脉诊结果	左外	左内	右内	右外
整手脉	弦		弦	
寸	弦	浮弦	弦洪	弦
关	弦	弦实	沉弦	弦
尺	弱	弦	弦	弦

分析该病人的脉诊结果：

◆ 这个病人就没有紧脉，所以提示：**一开始就没有伤寒；**

◇ 总脉弦，胆脉弦实，肝脉阳弦：为肝胆郁热，提示病在少阳；

◇ 脾脉沉弦：为太阴虚寒；

◇ 主证是眩晕，**确实是由于"肝风内动"引起**。因此治疗上直接用柴胡疏通肝胆，干姜、桂枝温补太阴，疾病就可以得到很大的缓解和治疗；

如果按照内风学说，应该治以平肝潜阳，使用天麻钩藤饮，方中的天麻、钩藤、石决明平肝潜阳，黄芩、栀子清肝火，杜仲、牛膝、桑寄生补肝肾，夜交藤、茯神养心安神。使用该方剂虽说也会有效，但是患者有肝胆气滞，而天麻、钩藤只是平肝而不能和解少阳，方中也没有健脾温阳的药物，这些都是如果使用天麻钩藤饮会有的不足。再有，如果该病例仅凭经验见中风就选用续命汤系列，那治疗效果就更是南辕北辙了。

医生在临床中，治疗着成千上万的病人，每一个证型的中风患者都能遇到，而且都不少见，如果不能辨明证型，加以有针对性的治疗，那么，每一次对于医生来说百分之几的失误，对于患者本人而言，都会是百分之百的痛苦。因此于我而言，要作为一位合格的中医生，再没有比从理论到诊断到治疗到用方用药都清清楚楚明明白白这个标准更重要的了。

从上面的逐步分析大家可以看到，只有在传统脉诊指导下，进行直中病机的治疗，才会在治疗各种病机引起的疾病时，有让医生和病人都更为满意的疗效。

总之，这一类中风病，**风寒外感的外风**这个病机是非常关键的，在治疗上一定要重视**散寒解表**，主方应该是续命汤。同时患者一般都会伴有阳明实热，需要按照先表后里的原则进行治疗。如果是合病少阳证的，也需要在太阳证解后再和解少阳证。

第八节

使用麻黄需要注意的问题

经过上面的论述，希望大家能够对于太阳伤寒证、厥阴太阳伤寒证的诊断和治疗以及所衍生的相关问题有一个比较清晰的认识。看到这里，那么我们在此基础上，一旦能够明确诊断，是不是就可以放手大胆地使用麻黄汤类方来进行治疗了呢？是不是很多常见的困扰大家的疑难杂症也就有治愈希望了呢？我们这样学习实践，临床疗效是不是就赶超历代医家，回归经典就是指日可待的事情了呢？**大家千万不要这样轻敌**，所谓"道高一尺魔高一丈"，疾病变化发展的多样性和复杂性，总是走在医生前面的。**太阳病的重点是伤寒，伤寒的诊断要点是紧脉，治疗伤寒最重要的药物是麻黄。**但一开篇时，我就提到过，麻黄的使用有诸多禁忌。若非能熟练掌握紧脉来进行准确的伤寒证诊断，一旦轻易使用，会有很多无法掌控的副作用。这才是历代医家既爱它又惧它，最后不得不弃之或者少用的真正原因。大家在摩拳擦掌上临床这个战场的时候，**这就是另一个需要警钟长鸣的地方。**

在《伤寒论》中，有多处条文提到了"麻黄"的使用注意：

第 49 条：脉浮数者，法当汗出而愈。若下之，身重，心悸者，不可发汗，当自汗出乃解。所以然者，尺中脉微，此里虚，须表里实，津液自和，便自汗出愈。

第 50 条：脉浮紧者，法当身疼痛，宜以汗解之。假令尺中迟者，不可发汗。何以知然？以荣气不足，血少故也。

第 83 条：咽喉干燥者，不可发汗。

第 84 条：淋家，不可发汗，汗出必便血。

第 85 条：疮家，虽身疼痛，不可发汗，发汗则痉。

第 86 条：衄家，不可发汗，汗出，必额上陷脉急紧，直视不能眴，不得眠。

第 87 条：亡血家，不可发汗，发汗则寒栗而振。

第 88 条：汗家重发汗，必恍惚心乱，小便已阴疼，与禹余粮丸。

这几条是发汗的禁忌证，也就是使用麻黄的禁忌证。总的说来，可以使用麻黄的条件，必须是患者营血充足，才能发汗，如果阴虚、血虚，即使有伤寒证，也不能只用麻黄汤来强行发汗，这样不但不去病，反而损伤津液，造成变证。

第 89 条：病人有寒，复发汗，胃中冷，必吐蛔。

这一条说明发汗之前要考察胃气的强弱，如果胃虚寒，会进一步损伤胃气，出现呕吐，不能饮食的情况。

第 286 条：少阴病，脉微，不可发汗，亡阳故也。阳已虚，尺脉弱涩者，复不可下之。

对于少阴肾阳虚的病人，不能单用麻黄发汗，使用麻黄时要考察肾气的强弱。否则就会发汗亡阳，出现第 82 条中提到的：**太阳病发汗，汗出不解，其人仍发热，心下悸，头眩，身瞤动，振振欲擗地者，真武汤主之。**

除此以外，最重要的使用原则还是要对症，一定要诊断明确患者确实有**伤寒**才能使用麻黄，不能光凭症状来轻易判断，千万不要以为只要是感冒，就可以用麻黄，从而带来不必要的误治。因为有的时候，以为是感冒的症状，却并不是太阳病。在《伤寒论》中：

第 265 条：伤寒，脉弦细，头痛发热者，属少阳。少阳不可发汗，发汗则谵语。此属胃，胃和则愈，胃不和，烦而悸。

此条是说明，少阳病的时候不可发汗。

我在临床上发现，很多高血压的患者都有太阳伤寒的病机，寒邪收引，导致血管收缩，血压升高。秋冬季的时候，随着气温下降会进一步加重寒邪，因此一般秋冬季患者的病情会加重，血压会随之升高。如果能够正确用药，使寒气解除，血压相应就会下降。

但是，现代药理研究表明，麻黄的有效成分之一，麻黄碱，却是会引起血压升高的，所以认为高血压患者应该禁用麻黄。而且临床确实有罹患感冒的病人，在服用含有麻黄碱的感冒药以后，导致血压上升的例子，这又应该如何解释呢？

在美国，麻黄及其产品有严格的使用限制，欧洲对于麻黄类药品的管制也很严厉。其主要原因，除了麻黄中的主要成分麻黄碱被作为冰毒的制作原料以外，还和之前美国医生大量使用麻黄碱，以及麻黄类药品如安非他命、芬氟拉明等药来减肥造成严重的副作用有关。很多使用此类药的减肥患者出现了心脏瓣膜病变和肺高血压，并因此出现了多起猝死的案例，最终导致在美国对麻黄使用的严格限制。但是，麻黄这味草药，确实是治疗太阳病伤寒证的最佳选择。因此，正确判断太阳伤寒证，以及合适地配伍使用麻黄，就显得非常重要，既可以发挥它的驱寒功效，治疗大量存在于临床中的伤寒证，又可以尽量避免麻黄的副作用，这是我们中医师的努力方向。

毫无疑问，麻黄虽然是驱寒佳品，但副作用确实很大，关键是要辨证明确以后才能正确使用。现代药理学研究的麻黄使用情况，在美国大量使用含麻黄药物出现副作用的原因，一方面是化学提纯品药效强大，另一方面是因为单独使用它，没有如中医方剂使用中的得当配伍，更重要的是，没有正确的辨证，从而误用在了根本就没有伤寒证的患者身上。药理学实验中，麻黄制剂被使用在健康人群中，也就是说，并没有使用在有伤寒证的人群身上，在没有感受寒邪的情况下，人体使用了麻黄或含麻黄的产品，确实是会导致血压升高的。但是，如果能够明确该人是患有伤寒的状态下导致了血压升高，使用含麻黄的处方，血压不仅不会升高，如果配伍得当，反而会降低。这个治疗结果，我在临床中已经反复大量验证并得到确认：凡是因为伤寒导致的血压升高，用了含有麻黄的处方，寒邪解除后，血压就会明显下降。所以，麻黄碱升高血压的观点，是不能直接应用到因为感受伤寒而导致血压升高的病人治疗上的。这些是人为的，因为道理不清而不当使用麻黄所造成的恶果，却把锅甩给了这味如果能合理使用，可以大大造福人类的好药上，实在也是冤枉和可惜。

那为什么有的感冒病人，服用了含麻黄的方剂，血压反而上升了呢？这就更加可以从这个角度反证：这一类型的感冒并不是因为伤寒引起的，比如说是少阳证类型的感冒，如果没有伤寒，而误用麻黄剂，这种时候，如果正好配合了西医药理学分析检查，那么药理学的结果还是有参考意义的，也就是：在没有伤寒的情况下使用麻黄剂，会令患者血压升高。这也再一次说明，在中药方剂的使用上，正确的辨证论治是非常非常重要的。尤其是以为感冒是个小毛病，可以随意买到各种治疗感冒的中成药药品的中国患者，切不可随便用药，一定要在有经验的医生指导下用药，才会安全而有效，并且起到预期的治疗作用。至于在美国滥用麻黄产品来减肥，造成了严重的后果，就更是在没有辨证的前提下使用的结果了。

经过三章的讨论，我们对于厥阴病，以及在厥阴病基础上发生的阳明病和太阳病，都有了深入的了解。在这一章里，更是从经典复习开始，结合病例分析，风寒感冒与风热感冒、紧脉与临床、厥阴太阳病、表里双解、两种太阳中风、另一种中风——卒中、使用麻黄需要注意的问题，一个一个知识点，一层层地，和大家一起重新认识了太阳病。

厥阴经肝的对立面就是少阳胆经，肝胆相互表里，厥阴病和少阳病都有胆火，症状有很多相似的地方，脉象都是弦脉，如果我们想在临床中进一步熟悉和掌握对于厥阴病的诊断，还需对于少阳病的诊断也有更透彻和确切的理解，才能自如使用。因此第四章我们就来讨论少阳病。

第四章

少阳病

本章概览

经过前面三章的讨论，我们对于厥阴病的诊断已经比较清晰明了，这一章，要来讨论一下**少阳经疾病的诊断和治疗**。少阳病，仲师在《伤寒论》中花了很大的篇幅做了详细的阐述。历代医家对此的经验集成也可以说是汗牛充栋。因此在本章，相较于本书前三章对于厥阴病及其相关内容的探讨而言，仅就下面几个问题来集中论述。

第一节　少阳病代表脉象「弦脉」和太阳病代表脉象「紧脉」的混淆与区分

第二节　「伤寒中风，有柴胡证。但见一证便是，不必悉具。」真的是这样吗？

第三节　柴胡和吴茱萸同用的问题

第四节　柴胡和麻黄能不能同用的问题

与足厥阴肝经紧密相连的就是足少阳胆经。

◈ 在生理上肝、胆相互表里；

◈ 在经络上紧密相连；

◈ 在脉象上都会出现"弦脉"；

◈ 在症状上，都会出现胆郁热。

因此，能够在临床中辨别清楚厥阴病和少阳病其实并不简单，如果在诊断上发生了混淆，就会直接影响治疗的方向，有的时候甚至是南辕北辙。在《濒湖脉学》里记述："**肝胆脉弦阴阳分**"，这里的意思是，在传统脉诊诊断上：**厥阴肝病是阴弦脉，少阳胆病是阳弦脉，都是弦脉，阴阳迥别**，那么临床上使用的时候，要如何正确区分呢？

第一节

少阳病代表脉象"弦脉"和
太阳病代表脉象"紧脉"的混淆与区分

传统脉诊对于临床中医生的重要作用是毋庸置疑的，借助脉诊诊断，医生才能和脏腑进行客观的"对话"，摸清虚、实、寒、热，从而指导正确的治疗，不会发生俗语说的"脏腑如能语，医师面如土"的尴尬局面。就是因为作为中医诊断部分的脉诊的重要性和特殊性，导致脉诊的传承非常隐秘，只有特殊的机缘才能进入传承体系内。在上一章节关于内、外风的讨论中，我们曾经根据临床治疗医案的历代记载推测，中医从金元时期外族入侵中原开始，真正完善的传统脉诊系统的大范围运用已经中断了，传统脉法只在少数家族中秘密传承。而对于广大没有家传的中医学子来说，是很难学到真正的脉法的。我十分有幸得以跟随美国的 Dr. Leon Hammer（里昂·汉默医生）学习脉诊，并得到他和他创建的系统里的认证老师的悉心指导，全面掌握了他所传承的Shen-Hammer脉诊体系（沈-汉默现代脉诊体系，又名飞龙脉法）至此，才算是真正进入脉诊之门。汉默医生所学习和传承的，是一直在清代著名医家体系孟河医派秘密传承的脉法，这套脉法是传承自清朝的名医费伯雄医生，再传至丁甘仁医生，再传至丁济万医生，再传至沈鹤峰医生，最后传至汉默医生。今年95岁高龄的汉默医生本人是一位毕业于美国康奈尔医学院，有着非常丰富西医心理学临床经验的医生，因他酷爱中医，曾于早年亲赴英国学习中医，并于20世纪70年代前往中国，参加了中国中医研究院（现为中国中医科学院）举办的中医培训课程。回到美国后结识了1949年离开大陆，后辗转于东南亚，最后定居美国的沈鹤峰医生。沈医生毕业于丁甘仁医生开办的上海中医专门学校（上海中医药大学前身），后师从丁甘仁医生的长孙丁济万医生学习脉诊，并成为入室弟子，从而掌握了一直在孟河医派秘密传承的脉法。汉默医生和沈医生认识以后，达成互惠互利的关系，汉默医生利用他美国著名西医的身份，帮助沈医生在纽约和美国推广传播中医，使沈医生成为近代中医、针灸在欧美地区传播的一位重要人物。而汉默医生则连续8年里每周两到三天前往沈医生诊所跟随沈医生学习脉诊，并进行了详细记录，前后一共断续学习了27年。他根据自己的学习内容和笔记以及自己的临床经验相结合，逐渐形成了一套"沈 - 汉默现代脉诊系统"，在征得沈医生的同意下，于2001年出版了800多页的 Chinese Pulse Diagnosis:A Contemporary Approach（《中医脉诊的现代应用》），其精选本《当代中医脉诊精华手册》由中国台湾的张文淮医生翻译，已于2015年3月出版发行。

从2002年起，汉默医生开始在北美各地公开教授"沈 - 汉默现代脉诊"体系。该体系中保留了一部分最早期的传统脉法的内容，由于汉默医生慷慨无私的教授，数百年来一直秘密传承的脉诊得以重见天日，而且更进一步，他利用西医的思维和逻辑体系，创立了一套便捷的手把手教授的脉诊学习方法，可以让学习者快速进入脉法的大门，为中医诊断的传承和发展做出了重要的贡献。

我从2008年开始接触该脉法系统，得益于汉默医生以及该系统中其他认证老师的教授，才能够快速进入脉诊之门，经过两年的密集学习，很快掌握了"沈 - 汉默现代脉诊系统"，并将之付诸中医临床使用。然而在使用过程中，却逐渐发现了它一些运用上的缺憾。为了更好地指导临床，以及能够将脉诊诊断与经典中医相结合，又经过数年的不断临床实践验证和摸索，终于揭开了传统脉法全貌的神秘面纱，将脉诊诊断完全回归到早期中医经典所记载的最初的传统脉法体系里，使得脉诊诊断可以直接为中医临床医生所使用，并作为重要的诊断手段完全指导如《伤寒论》《金匮要略》等中医经典里所记载的临床经验的应用，为当今很多棘手的疑难杂症找到了治疗方法和治疗思路。

由于流传时间久远，或是传承过程中语言的关系，又或者是其他原因，"沈-汉默现代脉诊"系统虽然保留了部分早期传统脉法的内容和痕迹，但是其中有一些重要的脉象、具体的脉位位置以及相应的脉诊手法和早期传统脉法体系相比较，出现了出入。在这个系统里**脉的分层**以及**肺脉和心脉**都保留了最早期的传统脉诊系统的内容，很多脉象也相当于传统脉法系统里的脉象分解。也正是保留下来的这些珍贵内容，让我有机会依循它们通过临床大量的反复验证，一点点摸索，最终回归真正的传统脉法。而不同的部分就只能求同存异了。就算是两套脉法有这样多的不同点，但是作为能保留下珍贵的传统脉诊痕迹并且能够普传于世的"沈-汉默现代脉诊"系统，也已经在中医诊断体系里留下了重要的一笔。下面我仅就两套系统的不同举一个例子来说明，其他的不同在此就不多做叙述了。

比如上一章讨论过的"太阳病伤寒证"的诊断代表脉象"紧脉"，也是在临床使用中非常广泛出现和极为重要的一个脉象，在沈-汉默现代脉诊系统里就没有提及，而是和下面提到的脉象相混淆了。

我曾经向一位资深的沈-汉默现代脉诊系统认证老师请教过"弦脉和紧脉"的问题。当时我的问题是：在沈-汉默现代脉诊系统里，临床上麻黄汤的典型脉象是什么？小柴胡汤的典型脉象又是什么？他的回答是"Ma Huang Tang is **Floating Tense-Tight**；Xiao Chai Hu Tang is **Thin Tight at the Blood Depth**"（译：麻黄汤的脉象是"浮、次紧-紧脉"，小柴胡汤的脉象是"在血层的细紧脉"，翻译以中国台湾张文淮医师"沈-汉默现代脉诊"中文版书籍翻译《当代中医脉诊精华手册》中附录脉象名称翻译为准）。在该系统里，这个"紧脉"又细分为四种，英文表述是：taut、tense、tight、wiry，中国台湾中文版直接的翻译为："略紧，次紧，紧，弦。海默医生把这四种脉感分别用小提琴的 G 弦、D 弦、A 弦、E 弦来类比。**请注意：经过反复的临床验证，这里的"紧脉"并不是传统意义上的紧脉，而是对传统意义上的"弦脉"的一种描述。**

我们在学校学习脉诊这部分内容的理论部分时，都学习过，**弦脉**的指感是"如按琴弦"，这一描述和"沈-汉默现代脉诊"系统里的"紧脉"，不管是指感上还是在临床运用上都是一致的。所以该位认证老师的回答：**麻黄汤的脉是"浮、次紧-紧"**，在沈-汉默现代脉诊系统里，浮是指在气层以上，如果对应到传统脉诊的描述，就是"浮弦脉"是指脉位在气层以上，脉象是弦，弦的程度是介于沈-汉默现代脉诊系统里 Tense 和 Tight（次紧和紧）之间的。而这位老师认为的小柴胡汤的脉是："在血层的细紧脉"，如果对应到传统脉诊的描述：小柴胡汤的脉象是在血层，脉象是细弦脉。也就是说，在"沈-汉默现代脉诊"系统里对此的解释是："**总的来说，都是弦脉，不同之处在于麻黄汤是在气层以上的弦脉，这个弦脉相较于小柴胡汤的弦脉而言较粗。小柴胡汤的脉是血层的细弦脉，相较于麻黄汤的弦脉较细，较硬**"。那这样的解释到底对不对呢？我当时对此回答是存疑的，因为我没有办法按照这个脉象的定义在临床运用中来指导中医治疗，取得预期的疗效，并且产生了很大的混淆。而实践是检验一个理论或者诊断体系正确性的唯一标准。在此之后，我经过无数次的沈-汉默现代脉诊系统的临床运用失败案例，终于自己总结出了该问题的答案，**这种解释其实是不正确的。而不正确的原因，就是因为在其系统里，缺失了传统脉诊里真正意义上的"紧脉"。**

我们来进一步分析一下：

从病机分析来看：

◇ 麻黄汤是太阳伤寒证用方，是寒邪侵犯太阳经所患疾病；

◇ 小柴胡汤是邪传少阳，热郁于少阳的用方。

一个是寒，一个是热。如果用传统脉法来描述的话，麻黄汤脉应该是**"浮紧脉"**，小柴胡汤的脉应该是**"弦细脉"**。除去翻译用词，在实际的指感上，"沈-汉默现代脉诊"系统却认为它们都是"弦脉"，这就和临床实际不相符合了。"沈-汉默现代脉诊"系统里只有对"弦脉"的记载，翻译中提到的略紧、次紧、紧都是**弦脉**的不同表现形式，并不是传统意义上的紧脉。而对于太阳伤寒证里的真正意义上的**"紧脉"**，却没有记述。

我们来仔细研读下面的条文：

《伤寒论》第37条：**太阳病，十日以去，脉浮细而嗜卧者，外已解也。设胸满胁痛者，与小柴胡汤。脉但浮者，予麻黄汤。**

实际上，这一条就是描述麻黄汤与小柴胡汤的鉴别的。仲师通过这一条来让医家明晰少阳病和太阳病在这种情况下的区别。我们如果将仲师省略的内容补全，就更能明白它的含义：

"太阳病，十日以去，脉浮细而嗜卧者，外已解也"。这句话翻译过来就是说，太阳病已经病了一阵子了（十日以去），患者的脉象如果是浮细，症状是喜欢卧床懒动，那就说明他的太阳病已经解了。但是，如果还有"胸满胁痛"的症状在，说明病已经由太阳证转入少阳证，这是小柴胡汤的主证表现，因此要给予小柴胡汤进行治疗；如果患者还有**脉浮**（此处更确切一点说，应该是还有**浮紧脉**），说明疾病还在表，伤寒未解，那就要予麻黄汤来进行治疗。

这一条也说明了疾病的传变，是可以从太阳伤寒证传变为少阳证的，具体的治疗处方是需要具体辨证分析的。因此，在脉诊诊断上，如果像"沈 - 汉默现代脉诊系统"认为的，把分属两条经的脉象辨为同一类"弦脉"，那在治疗上就一定要混淆了。这也是早期我在临床中使用沈 - 汉默现代脉诊诊断体系产生混淆的主要原因。其实，太阳病和少阳病在这个方面的混淆并不单单存在于"沈 - 汉默现代脉诊系统"里，在临床治疗中也是非常常见的。请大家看下面的医案：

在曹颖甫医生的《经方实验录》里记载过两则医案：

医案一：

王右，六月二十二日：寒热往来，一日两度发，仲景所谓宜桂枝二麻黄一汤之证也。前医用小柴胡，原自不谬，但差一间耳！

医案二：

佐景按　本年七月十五日，予施诊于广益中医院，有施姓妇者蹙额告诉曰："先生，我昨服院外他医之方，病转剧，苦不堪言。"余为之愕然，令陈其方，照录如下：经事淋漓，入夜寒热，胸闷泛恶，苔灰腻，治宜荆芩四物汤加味。

炒荆芥钱半　炒条芩钱半　全当归二钱　大川芎八分　炒丹皮钱半　赤白芍各钱半　金铃子二钱　制香附钱半　元胡索钱半　贯仲炭三钱　荷叶一角

余曰：方未误，安得转剧？妇曰：否，初我夜寐粗安，大便如常，自进昨药，夜中心痛甚剧，辗转不能成寐，且大便转为泄泻，乞先生一治之。予按例首问其病历，妇曰：半月矣。次问其寒热，妇曰：倏冷倏热，不计其次。余闻其言，若有所得焉。妇自陈其异状，汗出自首至胸而止，既不达于胸下，亦不及于两臂。予思论有"剂颈而还"之语，此殆"剂胸而还"乎？察其舌，黑近墨而不焦，口奇干。余疑其方进陈皮、梅、松花蛋之属。妇曰：非是，日来苔黑，常作此状。按其脉，幸尚不微细。两肩至臂颇麻木。

加以经事淋漓不止，妇几不能悉陈其状。予对此错杂之证，亦几有无从下笔之苦。使从西医所谓对症治法，琐琐而治之，则用药得毋近数十味？然而此非我所能也，因书方曰：

初诊七月十五日，寒热往来，每日七八度发，已两候矣。汗出，剂胸而还，经事淋漓，法当解表为先，以其心痛，加生地，倍甘草。

净麻黄一钱　川桂枝二钱　生甘草三钱　生苡仁一两　杏仁三钱　生白芍钱半　生地五钱　制川朴一钱　生姜二片　红枣六枚

二诊七月十六日，昨进药后，汗出，遍身桼桼，心痛止，经事停，大便溏薄瘥，麻木减，仅自臂及指矣。黑苔渐退，口干渐和，夜中咳嗽得痰，并得矢气，是佳象。前方有效，不必更张。

净麻黄一钱　川桂枝钱半　生甘草二钱　生白芍钱半　大生地五钱　制小朴一钱　杏仁三钱　生姜二片　红枣六枚

佐景按：予遵仲圣脉证治法，而疏昨方，心未尝不惴惴也！以为次日复诊，能得寒热略除，即是大功。乃喜出望外，非但热退神振，抑且诸差并差，有如方案所云，斯亦奇矣！试求其所以能愈病之理，以证状学之立场言之，必曰：能治其主证，斯一切客证或副证不治自愈也。此言不误，然而无补于病理之了解。幸有博雅君子，阅吾此案，赐予说明其中一切病理。如苔黑口干，何以反宜麻桂？发汗伤津，何以反除心痛？经水淋漓，大便溏泄，犹风马牛之不相及，何以戛然并止？寄惠数行，佐景之愿也！

曹颖甫曰：太阳水气留于心下，则津不上承而渴，此意丁甘仁先生常言之。舌黑不焦，大便又溏，知非阳明热证，而黑色亦为水气，水气凌心，心阳不振，故痛。大便溏，则为条芩之误，不用条芩，溏薄自止，非本方之功也。水气不能化汗外泄，故脾阳不振，而指臂麻。经水淋漓，亦水分多于血分，为水气所压故也。知病之所从来，即知病之所由去，不待烦言矣。

三诊七月十七日：寒热如疟渐除，大便已行，舌苔黑色亦淡，麻木仅在手指间。惟余咳嗽未楚，胸胁牵痛，有喘意，参桂枝加厚朴杏予法。

杏仁四钱　厚朴钱半　川桂枝二钱　生草三钱　白芍二钱　大生地六钱　丝瓜络四钱　生姜一片　红枣六枚

佐景按：服此大佳，轻剂调理而安。

这两个医案都是**伤寒未解而证见寒热往来**，胸闷犯呕，从证来看，很像少阳证。病例一，前医误用了小柴胡汤；病例二，前医误用了荆芩四物汤。病案里患者的疾病都表现的是以热郁为主，但实际上还有伤寒未解，病仍在太阳，医生仅凭证来分辨并不容易辨清，因此才会出现误治。辨证不同，治疗的结果相差甚远。从医案可以看出，曹颖甫医生主要是通过辨证来区别太阳伤寒证和邪传少阳证，虽然他是一位经验非常丰富的临床医生，但是想要辨别清楚此间的区别，也颇费周折。如果能精于脉诊，就会更加便捷，**伤寒脉"浮紧"，而少阳脉"弦细"**，如果掌握了传统脉法，两类脉象在手指下区别还是很明显的。通过传统脉诊结果来辅助诊断，获得正确的诊断结果就会比单纯辨证快而且精准得多。当然，太阳伤寒证解后，疾病也可能继续传入少阳，这个时候，脉象就会从浮紧脉转为弦细脉，有的时候甚至"证"的转换都还没有那么明显表现出来的时候，在脉象上就已经可以被探查出来了。这个时候医生就可以及时据脉使用和解少阳的小柴胡汤进行治疗，加速疾病的痊愈过程。所以，在临床治疗当中，关键还是要综合辨脉、辨证、辨病后，给患者以相应的治疗，才能获得满意的治疗效果。

第二节

"伤寒中风，有柴胡证。但见一证便是，不必悉具。"
真的是这样吗？

少阳病的"证"，在临床中是比较复杂而且常见的，仲师本人十分善用柴胡汤方治疗各类疾病。在《伤寒论》第 101 条：**"伤寒中风，有柴胡证。但见一证便是，不必悉具。"**后世很多医生据此，在临床上大量使用柴胡汤剂治疗各类疾病。实际上，大家在脑子里一定要树立一个明确的概念，柴胡方的使用虽然在临床上很常见，但毕竟人有百样，病分六经，在临证中，还需如履薄冰，谨慎全面地诊断辨别，不能单靠"证"入手来诊断疾病。勿以病小或者病轻就草率行事，仅凭经验就轻率处方，需要认真给予每位患者全面的四诊合参的中医诊断，分清疾病的六经归属，以及存在的合病和并病，才能给予全面的治疗。

鉴于少阳病在临床中的常见性，柴胡证表现的多样性，连仲师也有"但见一证便是，不必悉俱"的感言，但是如果只简单遵从上面的诊断标准，在临床中是一定会有漏诊的。为什么这么说呢？

比如"口苦"一证，是少阳的提纲证之一，那我们是否可以只要一见"口苦"，就定位为少阳证呢？**是不可以的**，请看下面《伤寒论》的条文：

第 189 条：阳明中风，口苦咽干，腹满微喘，发热恶寒，脉浮而紧；若下之，则腹满，小便难也。本条是对**阳明病**的描述，可以见到，**口苦咽干，发热，恶寒，脉浮而紧**，表明表证未解，实际是太阳阳明合病，是不可以用小柴胡汤进行治疗的。

第 326 条：厥阴之为病，消渴，气上撞心，心中疼热，饥而不欲食，食则吐蛔，下之，利不止。

在《金匮要略》中：**呕吐哕下利篇：呕而肠鸣，心下痞者，半夏泻心汤主之。**

从上面这两条条文记载看，厥阴病和半夏泻心汤证的主证，都可因胃气上逆伴有"口苦"，也不能使用柴胡剂进行治疗。

比如"胸胁苦满"一证，是少阳主证之一，但也不可一见"胸胁痛"，就辨为少阳证的。例如：

◆ 结胸证，正在心下，按之则痛，也就是出现了胸痛证；

◆ 吴茱萸汤证，呕而胸满；

◆ 十枣汤证，有心下痞硬，引胁下痛，干呕短气。

这些都是会出现胸胁疼痛症状的病机，不可以一概而论，认为是因为少阳病引起的。

综上所述，这种"只见一证便是"，即辨为少阳证，是很容易出现偏差的，如果盲目使用，不辨具体情况，那就是曲解了仲师的本意。希望通过本章下面的讲解，让大家对于少阳病能把握得更为透彻。

我们先来复习一下《伤寒论》中对于少阳病的论述。

第 263 条：少阳之为病，口苦、咽干、目眩也。

这一条是少阳病的提纲证。

第 264 条：少阳中风，两耳无所闻，目赤，胸中满而烦者，不可吐下，吐下则悸而惊。

第 265 条：伤寒，脉弦细，头痛发热者，属少阳。少阳不可发汗，发汗则谵语。此属胃，胃和则愈；胃不和，烦而悸。

第 266 条：本太阳病不解，转入少阳者，胁下硬满，干呕不能食，往来寒热，尚未吐下，脉沉紧者，予小柴胡汤。

这三条进一步叙述了：

1. 少阳病的其他症状：耳聋，目赤，胸满而烦，胁下硬满，干呕不能食，往来寒热；

2. 少阳病的脉：弦细脉；

3. 少阳病的禁忌：不可发汗、吐下。

第 96 条：伤寒五六日，中风，往来寒热，胸胁苦满，嘿嘿不欲饮食，心烦喜呕，或胸中烦而不呕，或渴，或腹中痛，或胁下痞硬，或心下悸，小便不利，或不渴，身有微热，或咳者，小柴胡汤主之。

小柴胡汤方：柴胡半斤　黄芩三两　人参三两　半夏半升（洗）　甘草（炙）　生姜各三两（切）　大枣十二枚（擘）。

上七味，以水一斗二升，煮取六升，去滓，再煎取三升，温服一升，日三服。

这就是著名的小柴胡汤四大证：往来寒热、胸胁苦满、嘿嘿不欲饮食、心烦喜呕。

小柴胡汤是少阳病的代表方剂，其他少阳剂处方都是在小柴胡汤的基础上加减变化而来的。

综上所述，少阳病的主证有：口苦，咽干，目眩，耳聋，目赤，往来寒热、胸胁苦满、嘿嘿不欲饮食，心烦喜呕；主脉是弦细脉。

少阳病是在半表半里的疾病，疾病在此基础上可以进一步传变。主要的传变有下面几类：

第一，少阳病不解，并病阳明，主要有大柴胡汤证，小柴胡加芒硝汤证，柴胡加龙骨牡蛎汤证。

第 103 条：太阳病，过经十余日，反二三下之，后四五日，柴胡证仍在者，先与小柴胡汤；呕不止，心下急，郁郁微烦者，为未解也，与大柴胡汤下之则愈。

大柴胡汤方：

柴胡半斤　黄芩三两　芍药三两　半夏半升（洗）　生姜五两（切）　枳实四枚（炙）　大枣十二枚（擘）

上七味，以水一斗二升，煮取六升，去滓，再煎（取三升），温服一升，日三服。一方，加大黄二两。若不加，恐不为大柴胡汤也。

第 104 条：伤寒十三日，不解，胸胁满而呕，日晡所发潮热，已而微利。此本柴胡证，下之以不得利，今反利者，知医以丸药下之，此非其治也。潮热者，实也。先宜小柴胡汤以解外，后以柴胡加芒硝汤主之。

柴胡加芒硝汤方：

柴胡二两十六铢　黄芩一两　人参一两　甘草一两（炙）　生姜一两（切）　半夏二十铢（本云五枚，洗）　大枣四枚（擘）　芒硝二两。

上八味，以水四升，煮取二升，去滓，内芒硝，更煮微沸，分温再服；不解，更作。

第 107 条：伤寒八九日，下之，胸满烦惊，小便不利，谵语，一身尽重，不可转侧者，柴胡加龙骨牡蛎汤主之。

柴胡加龙骨牡蛎汤方：

柴胡四两　龙骨　黄芩　生姜（切）　铅丹　人参　桂枝（去皮）　茯苓各一两半　半夏二合半（洗）　大黄二两　牡蛎一两半（熬）　大枣六枚（擘）

上十二味，以水八升，煮取四升，内大黄切如棋子，更煮一两沸，去滓，温服一升。

第二，少阳病不解，并病太阳中风证。

第 146 条：伤寒六七日，发热，微恶寒，支节烦疼，微呕，心下支结，外证未去者，柴胡加桂枝汤主之。

桂枝一两半（去皮）　芍药一两半　黄芩一两半　人参一两半　甘草一两（炙）　半夏二合半（洗）　大枣六枚（擘）　生姜一两半（切）　柴胡四两

上九味，以水七升，煮取三升，去滓，温服一升。

第三，少阳病不解，并病太阴病。

第 147 条：伤寒五六日，已发汗而复下之，胸胁满微结，小便不利，渴而不呕，但头汗出，往来寒热，心烦者，此为未解也，柴胡桂枝干姜汤主之。

柴胡桂枝干姜汤方：柴胡半斤　桂枝三两（去皮）　干姜二两　瓜蒌根四两　黄芩三两　牡蛎二两（熬）　甘草二两（炙）。

上七味，以水一斗二升，煮取六升，去滓，再煎取三升，温服一升，日三服。初服微烦，复服，汗出便愈。

第四，少阳病不解，脾气不足。

第 100 条：伤寒，阳脉涩，阴脉弦，法当腹中急痛，先与小建中汤，不差者，小柴胡汤主之。

小建中汤方：

桂枝三两（去皮） 甘草二两（炙） 大枣十二枚（擘） 芍药六两 生姜三两（切） 胶饴一升。

上六味，以水七升，煮取三升，去滓，内饴，更上微火消解，温服一升，日三服。呕家不可用建中汤，以甜故也。

第五，少阳病的近似证，但是禁用柴胡汤的情况。

第98条：得病六七日，脉迟浮弱，恶风寒，手足温，医二三下之，不能食，而胁下满痛，面目及身黄，颈项强，小便难者，与柴胡汤，后必下重。本渴饮水而呕者，柴胡不中与也，食谷者哕。

本条是强调，厥阴病并病太阳病，误用下法而出现胁下满痛，颈项强的少阳近似证，这时候也不能"但见一证便是"而误用柴胡，如果误用，最终会出现"后必下重""食谷者哕"的结果。

第六，下面一条是说明痞证不能用柴胡汤。

第149条：伤寒五六日，呕而发热者，柴胡汤证具，而以他药下之，柴胡证仍在者，复与柴胡汤。此虽已下之，不为逆，必蒸蒸而振，却发热汗出而解。若心下满而硬痛者，此为结胸也，大陷胸汤主之；但满而不痛者，此为痞，柴胡不中与之，宜半夏泻心汤。

上面我们一起复习了《伤寒论》中，与少阳证相关的条文。

少阳病的脉象是"弦细脉"。对于中医临床医生似乎是最有把握的一种脉象。在跟随汉默医生学习脉诊以前，我自己觉得"弦脉"是最有把握诊断的一种脉象。其他脉像如涩脉、紧脉、实脉、虚脉等都是似是而非，学脉以后才发现，如果脉诊没有入门，连"弦脉"的确定也是没有把握的。摸脉的时候，在指下：紧脉、革脉、牢脉、实脉，其实都和"弦脉"有近似的指感，只有能够明确摸出上面这几种脉象，才可以有把握地说，自己真正能摸清"弦脉"了。

另一方面，弦脉本身也很复杂，首先就要分清"阴弦"和"阳弦"，阳弦才是少阳病的脉象，而阴弦则是厥阴病的脉象。其次，弦脉的兼脉也很多，浮弦、沉弦、弦迟、弦数、弦实、弦细、单弦、双弦等等，所提示的病机都是不同的，这也从另一个侧面说明，弦脉在临床上确实多见，反映出的具体临床表现也是复杂多样的，真正掌握弦脉也并不是一个简单的事情。

我们总结一下，就是：

◇ 首先要分清**阴、阳**。厥阴病的总脉是**阴弦**，少阳病的总脉是**阳弦**。厥阴病是肝寒，少阳病是肝热，一寒一热。指下虽然都是弦脉，寒的阴弦和热的阳弦在指感上是有很大区别的，也直接指导了不同的临床处方用药。

◇ 其次是局部肝脉：

肝脉**正常脉象**是：**沉而弦长**，就是在筋层可以摸到弦长的脉象；

厥阴病的局部肝脉是：虚、革、浮、濡等**虚性**的脉象；

少阳病的局部肝脉是：弦、弦洪、弦实等**实性**的脉象；

如果脉诊技巧足够娴熟，基于以上两点，就已经可以从脉象上分出厥阴病和少阳病来了，为医者节省很多精力和时间。

下面我们来结合具体的病例，进一步深入了解少阳病。

病例 4-1	于某 女 71 岁			
主诉、主证及既往病史	发热恶寒 3 天，伴有纳呆，左乳房带状疱疹，胸闷。平时经常咳嗽，胃痛，嗳气，腹泻，耳鸣，耳聋。舌红，胖大，苔白厚。既往病史高血压，服降压西药 10 年			

脉诊结果	左外	左内	右内	右外
整手脉	阳弦		阳弦洪	
寸	弦	弦	弦洪	弦
关	弦洪	弦洪	革	洪
尺	弦	弦	弦	弦

患者发热恶寒，首先考虑是否是太阳病。如果是太阳病中风，则脉浮缓；如果是太阳伤寒，则脉浮紧，证见头项强痛而恶寒。目前患者发热，纳呆，胸闷，脉阳弦，因此不考虑太阳病，应该是少阳病。

第 96 条：伤寒五六日，中风，往来寒热，胸胁苦满，嘿嘿不欲饮食，心烦喜呕，或胸中烦而不呕，或渴，或腹中痛，或胁下痞硬，或心下悸，小便不利，或不渴，身有微热，或咳者，小柴胡汤主之。

脾脉革：为脾虚寒。总的病机是**少阳太阴合病**。

第 147 条：伤寒五六日，已发汗而复下之，胸胁满微结，小便不利，渴而不呕，但头汗出，往来寒热，心烦者，此为未解也，柴胡桂枝干姜汤主之。

董某 女 65 岁

主诉、主证及既往病史	淋巴癌,左颈、双腹股沟,腹腔内多发,化疗 8 周期后。周身浮肿,口干、口渴,易疲乏,纳佳,二便调。舌深红,苔白厚。既往病史:乙型肝炎病毒携带者,高血压

脉诊结果	左外	左内	右内	右外
整手脉	阳弦洪		阳弦	
寸	弦实	弦洪	弦实	洪
关	弦洪	洪弦	弦实	实
尺	弦	弦实涩	弦缓	浮弦缓

这是位淋巴癌化疗后的病人,主诉疲乏为主,伴有口渴口干。一般化疗后的病人体质虚弱,气虚血少,经常会给予补气养血的治疗,比如八珍汤或者十全大补汤之类的处方。

传统脉诊结果分析:

◆ 总脉弦洪实:为阳弦;

◆ 肝脉弦洪,胆脉弦洪:为少阳病;

◆ 大肠、脾、胃、膀胱脉实:为胃家实的阳明病;

◆ 命门脉浮弦缓:为肾阳虚;

◆ 心脉实:为心火旺。

主要的病机是**少阳阳明合病**,可予大柴胡汤进行治疗,兼有少阴虚寒,命门火衰,心火旺。虽然已经完成化疗,邪实仍然明显,因此治疗上并不能单纯补气养血,仍然要以祛邪为主,佐以温肾、泻心的治疗,方能保患者在诸证缓解消失的基础上,癌症不复发。

苏某 男 59 岁

主诉、主证及既往病史	上臂内侧和胸前紫癜,右胁痛,腹大,腹部牛皮癣,满月脸,下巴肿,后背痛,胸部压痛明显,冬季易咳嗽。舌淡紫,苔白厚。既往病史:高血压 160/100mmHg,高脂血症,痛风,胆结石。由于出现满月脸,血 ACTH(促肾上腺皮质激素)21.3(参考值 1.6 ~ 13.9),尿 CORTISOL(氢化可的松)2229(参考值 12 ~ 166)。胸部 CT 提示:前纵隔软组织肿瘤 75mm。MRI:提示 T2、T3、T7 软组织转移,其中 T7 转移灶 4.8mm×2.7mm,延伸到右侧硬膜外,引起椎管狭窄。纵隔肿块病理:低到中分化神经内分泌腺癌

脉诊结果	左外	左内	右内	右外
整手脉	弦实数		弦实数	
寸	弦实	弦实	实弦	弦
关	弦	弦滑实	实	洪
尺	弦	弦涩实	弦	浮弦

这个病例是胸部纵隔部位的神经内分泌肿瘤，伴有胸椎的转移，是很凶险的疾病。我们来分析他的传统脉诊结果，寻找他的中医病机。

◇ 总脉弦数，肝脉弦，胆脉弦滑实：是肝胆俱热的少阳病；

◇ 小肠、大肠、膀胱、脾脉实：为胃家实的阳明病，其中膀胱实涩相兼，为血与热互结的膀胱蓄血证；

◇ 命门脉浮弦：为肾阳虚。

综合以上的分析，最主要的病机是**少阳阳明合病**的大柴胡汤证，**同时伴有肾阳不足**。由于肾虚寒，虽然有大柴胡汤证，舌并不红，苔也不黄，如果没有脉诊帮助，仅凭断"证"的经验，是很难发现他的大柴胡汤证病机的。而这样一位患者，一旦用错药，就再难有机会翻盘了。

病例4-4 叶某 女 67岁

主诉、主证及既往病史	荨麻疹反复发作1年。口渴，喜饮水，失眠，盗汗，小便频数，口苦，胃酸反流，心下热。舌红，苔薄白

脉诊结果	左外	左内	右内	右外
整手脉	阳弦浮紧		阳弦紧洪	
寸	弦	浮弦紧	弦紧洪	弦
关	弦	弦	弦洪	洪弦
尺	弦	弦	弦紧	弦动

荨麻疹，是一种常见的皮肤病，西医认为是由各种因素致使皮肤黏膜血管发生暂时性炎症性充血与大量液体渗出，造成皮肤局部水肿性的损害，常找不到致病的原因，患者常不定时地在身上、脸上或四肢起一块块红肿且很痒的皮疹块，越抓越痒，越抓越肿。

在中医学中，该病又叫瘾疹，《诸病源候论·风瘙身体瘾疹候》指出：

"邪气客于皮肤，复逢风寒相折，则起风瘙瘾疹"，又说"夫人阳气外虚则多汗，汗出当风，风气搏于肌肉，与热气并，则生蓓蕾，状如麻豆，甚者渐大"。常见分型是：

风寒证，可用桂枝汤或麻黄桂枝各半汤进行治疗；

风热证，可用消风散进行治疗；

肠胃实热证，可用防风通圣散进行治疗。

传统脉诊结果分析：

左总脉浮弦紧，右总脉弦紧洪：说明是外感风寒，兼有内热。

《金匮要略·水气病脉证并治》

二、脉浮而洪，浮则为风，洪则为气，风气相搏，风强则为隐疹，身体为痒，痒为泄风，久为痂癞；气强则为水，难以俯仰。风气相击，身体洪肿，汗出乃愈。恶风则虚，此为风水；不恶风者，小便通利，上焦有寒，其口多涎，此为黄汗。

此病的病机为：外寒内热，类似于风水，可以选用越婢汤加减。患者服药 3 周后，荨麻疹减少，但仍有发作，再做脉诊诊断，结果有了变化。

第二诊：

脉诊结果	左外	左内	右内	右外
整手脉	阳弦 洪		阳弦 洪	
寸	弦	弦洪	弦洪	弦
关	弦	弦	弦	洪弦
尺	弦	弦洪	弦	弦动

脉诊结果分析：

解表之后，紧脉消失，总脉阳弦，肝脉弦，病属少阳。

这个病例表里同病，表有伤寒，里有少阳郁热，治疗上先表后里，疗效显著。患者并没有恶寒发热、头痛等表寒症状，如果没有从脉诊发现伤寒，上手治疗的时候，直接就和解少阳，会产生变证，甚至如"病发于阳而反下之，则为结胸"，这样严重的变证都是有可能出现的。

予小柴胡汤治疗，3 周后荨麻疹完全消失，随诊未复发。

病例 4-5	吕某 男 68 岁

主诉、主证及既往病史	头晕,双下肢麻木 1 周,左耳鸣,头汗多,二便调,无恶寒发热,无身痛,舌淡紫,苔白厚。血压 160/97mmHg 既往病史:心脏支架术后 3 年

脉诊结果	左外	左内	右内	右外
整手脉	阳弦 浮 紧		阳弦 紧	
寸	弦紧涩	浮弦紧	弦紧洪	革
关	弦	弦	革	弦
尺	弦动	弦	弦	弦动

该患者症见头晕,耳鸣,肢麻,又有血压高的病史,按照传统思路考虑,明显是肝风内动,需要予以平肝息风的治疗,方予天麻钩藤饮等。

但如果从六经辨证来考虑:如果仅从证的角度入手,眩晕、耳鸣,脉弦,会首先考虑少阳病。舌紫苔白厚,也会考虑太阴病,即诊断为少阳太阴合病。

如果从传统脉诊入手,脉诊结果提示:

◈ 左总脉浮紧,右脉紧:首先要考虑是伤寒外感,虽然没有头项强痛、恶寒等太阳伤寒的典型症状,关键是患者有脉浮紧,就提示有太阳伤寒;

◈ 总脉阳弦,肝脉弦:提示有少阳病;

◈ 脾脉革,肺脉革:提示太阴虚寒;

◈ 大肠洪:提示有胃家实的阳明病。

由此可见,脉诊对于病机的提示更加准确和全面。据此脉诊结果,予患者小青龙加石膏汤为主的加减方进行治疗,服药两周后,头晕消失,脉诊也有了改变。

第二诊:

脉诊结果	左外	左内	右内	右外
整手脉	阳弦		阳弦	
寸	弦涩	浮弦	弦洪	革
关	弦	弦	革	弦
尺	弦动	弦	弦	弦动

进行解表治疗后的传统脉诊结果如上，分析脉诊及症状表现的结果：

◇ 紧脉消失，说明太阳伤寒已解。头晕和下肢麻木消失，仍有耳鸣，血压 120/78mmHg，舌淡紫，苔白厚。

◇ 总脉阳弦，肝脉弦：说明少阳病仍在；

◇ 脾、肺脉革：太阴虚寒也还有；

◇ 大肠洪：阳明病也存在。

还需进一步治疗。

继续予柴胡桂枝干姜汤加减进行治疗，诸证愈，脉象也趋于常脉。

这个病例，突然发生的头晕、肢麻，血压升高，很像是一次 TIA（短暂性脑缺血）的发作。如果仅从肝风内动的内风学说入手，很难发现患者有太阳伤寒的病机存在，如果没有这个认识，治疗的入手点就会截然不同，疗效也就完全不同了。

第 37 条：太阳病，十日以去，脉浮细而嗜卧者，外已解也。设胸满胁痛者，与小柴胡汤。脉但浮者，与麻黄汤。

本章开始，我们在讨论小柴胡汤和麻黄汤鉴别的时候，已经复习过这条条文。太阳病得了一段时间，没有得到正确的治疗，如果症状上出现了胸满胁痛，脉弦细，就表明疾病已经转入少阳了，需要予小柴胡汤进行治疗；如果还是头痛恶寒，脉浮紧，说明疾病仍在太阳，可予麻黄汤进行治疗。这是从疾病由表入里的顺序，来探讨疾病的传变过程。

在本章的 4-4 和 4-5 两个病例的治疗上，就是先解太阳病，再处理少阳病的。但是在实际临床中的情况并非如此简单。上述两个病例，应该是疾病已经传入少阳未解的情况下，患者再次罹患伤寒，在治疗的时候就要综合考虑，既要优先治疗伤寒，又要兼顾原来已经存在的少阳病，而不是简单的脉浮紧，就用麻黄汤，脉弦细，就用小柴胡汤来进行治疗。

这时候的脉象**弦**、**紧**并存。弦为少阳郁热，紧为太阳伤寒。大家可以看到，在这里，能明确分清弦脉和紧脉就显得尤为重要，而一个混淆的诊断是无法指导一个清晰的治疗的。

第三节

柴胡和吴茱萸同用的问题

上面的问题暂告一个段落，下面我们进入另一个话题。先来看几个医案：

病例 4-6　魏某　男　29 岁

主诉、主证及既往病史	发热，头痛，喜呕，纳呆，上半身发玫瑰糠疹，平时胃脘不适，手足汗多，舌红，稍胖大，苔白			

脉诊结果	左外	左内	右内	右外
整手脉	阳弦		阳弦 洪	
寸	弦	弦	弦洪	弦
关	弦洪	弦洪	弦洪	浮弦
尺	弦	弦洪	弦	弦

玫瑰糠疹，是一种常见的炎症性皮肤病，好发于躯干和四肢近端，大小不等、数目不定的玫瑰色斑片，其上有糠状鳞屑，本病有自限性，一般持续 6～8 周而自愈。但也有经久不愈的情况，由于玫瑰糠疹患者容易延误治疗，从而会在皮肤上遗留色素沉着。以上是西医关于本病的认识。

从中医"证"的角度来看，患者发热，喜呕，脉为阳弦，属于少阳病，治疗需要和解少阳，一般会根据：

第 378 条：呕而发热者，小柴胡汤主之。来进行治疗。

从传统脉诊结果分析：

◇ 总脉阳弦，肝脉弦洪，胆脉弦洪：属于肝胆俱热的少阳病；

◇ 胃脉浮弦：为胃虚寒。

总的病机是**少阳病伴有胃虚寒**。选方的话，可予小柴胡汤，由于患者还有胃虚寒并见，就合药方吴茱萸汤一起治疗，效果非常满意。

看到这里，大家脑子里一定会敲一个大大的警钟，按照我们以往的习惯思路，小柴胡汤和吴茱萸汤，怎么可以放在一起使用呢？难道是写作失误？抑或是哗众取宠？这里就是我在本章专门给大家提出来分享的又一个临床突破：**在某些特定的情况，需要在治疗的时候把小柴胡汤和吴茱萸汤进行合方使用，给予患者治疗。**如果没有传统脉诊结果的提示和反复的临床验证，我是无论如何都不会把二者放在一起来用的。

我们来看，在《伤寒论》中：

第 243 条：**食谷欲呕，属阳明也，吴茱萸汤主之。得汤反剧者，属上焦也。**

第 377 条：**干呕，吐涎沫，头痛者，吴茱萸汤主之。**

第 378 条：**呕而发热者，小柴胡汤主之。**

小柴胡汤和**吴茱萸汤**，两个药方都可以治疗"呕吐"和"头痛"这两个相同的外在症状表现，一个是少阳热郁引起，一个是胃家虚寒引起，临床上选方时是很容易混淆的，如果选错方，副作用又会很大，所以需要医生很好地加以鉴别使用。仲师在第 377 条和第 378 条，将两者相提并论，以帮助大家进行鉴别。但是，这两种情况，如果在没有传统脉诊诊断的情况下，其实临床上是很难鉴别的。所以连仲师也会出现，以药试病的情况："食谷欲呕者，属阳明也，吴茱萸汤主之。得汤反剧者，属上焦也。"

这两个药方里的主药，一个是柴胡，一个是吴茱萸，我们来看看经典上对这两个药的记载。

第一，柴胡。

《名医别录》里记载：

柴胡，微寒，无毒。主除伤寒，心下烦热，诸痰热结实，胸中邪逆，五脏间游气，大肠停积水胀，及湿痹拘挛，亦可作浴汤。一名山菜，

一名茹草。叶，一名芸蒿，辛香可食。生洪农及宛朐。二月、八月采根，暴干。（得茯苓、桔梗、大黄、石膏、麻子仁、甘草、以水一斗煮，取四升，入硝石三方寸匕，治伤寒寒热、头痛、心下烦满。半夏为之使，恶皂荚，畏女菀、藜芦。）

《神农本草经》里记载：**柴胡，味苦，平。主心腹，去肠胃中结气，饮食积聚，寒热邪气，推陈致新。久服轻身，明目，益精。**

柴胡，是少阳病的主药，其功效可以和解退热，推陈致新，疏泄肝胆。但它在治病的同时，对于脾胃的不良影响也非常明显，因此仲师在小柴胡汤的药物配伍中，用柴胡、黄芩、半夏疏泄肝胆，和解少阳，其余的四个药人参、炙甘草、大枣、生姜都是用来加强和保护脾胃的。所谓治肝之病，当先实脾，这样配伍才能做到"祛邪而不伤正"。

第二，吴茱萸。

《名医别录》里记载：

大热，有小毒。主去痰冷，腹内绞痛，诸冷、实不消，中恶，心腹痛，逆气，利五脏。根白皮，杀蛲虫，治喉痹咳逆，止泄注，食不消，女子经产余血，疗白癣。生上谷及宛朐，九月九日采，阴干。（蓼实为之使，恶丹参、硝石、白垩，畏紫石英。）

《神农本草经》里的原文记载为：

吴茱萸，味辛，温。主温中下气，止痛，咳逆，寒热，除湿血痹，逐风邪，开腠理。

吴茱萸是治疗胃虚寒的主药，功效是温中散寒，下气止痛。同时也可以温肝暖肝，可以用来治疗厥阴虚寒的巅顶头痛，寒滞肝脉的疝气疼痛。

柴胡是清肝胆实热的，**吴茱萸**是温肝补肝的，两者的药效刚好相反，如果是单纯的少阳病患者，用了吴茱萸汤，就会加重病情，出现仲师说的**"得汤反剧者"**的误治情况；同样的，由于柴胡对于脾胃有很大的影响，即使正确使用的时候，也需要如小柴胡汤中的配伍那样，用人参、甘草、生姜、大枣等药来健脾护胃，如果患者是**胃虚寒**的状况，医者不查，反而误用了柴胡剂，也就是说，在没有肝胆之热的情况下使用了柴胡，那副作用甚至会出现《伤寒论》第98条提到的"本渴而饮水呕者，柴胡汤不中也。食谷者哕"这样不能饮食的严重反应。因此临床上在使用柴胡汤和吴茱萸汤的时候是需要严格鉴别的。

在学习和使用传统脉诊之前，我也是严格遵循这个原则来使用含有这两味药的药方的。当时曾经看过胡希恕医生在《经方传真》里记载的一个病案，将小柴胡汤和吴茱萸汤两方合用，心中疑惑不已。为何被尊为经方大家的胡老要这样来使用？难道他不知道这两味药非此即彼的药性关系吗？下面给大家引用这个医案：

李某，女性，43岁，东北锦州人，头痛呕吐已六七年，近两年来视物模糊，到处求医，诊断为青光眼，而服中西药周数。近一月左眼失明，因专程来京求治，自感有物覆于眼上，常头痛如裂，伴呕吐，目干涩，心中发热，手足心热，口干不欲饮，苔薄白，脉弦细，证属血虚饮胜，治以补血除饮，与吴茱萸汤合柴胡桂枝干姜汤，当归芍药散：

吴茱萸10g　党参10g　干姜6g　大枣4枚　柴胡12g　黄芩10g　桂枝10g　花粉12g　当归10g　白芍10g　川芎10g　泽泻18g　生龙骨15g

生牡蛎 15g　茯苓 12g　苍术 10g　炙甘草 6g

　　结果：上方服 3 剂，诸证即见好转，连服 21 剂，视物渐清，治疗两月未易一药，左眼视物清晰，头痛等症也消失。

　　这个青光眼的案例就是**柴胡桂枝干姜汤合用吴茱萸汤**，是柴胡和吴茱萸同用的案例，它突破了柴胡和吴茱萸不能同用的准则。胡老到底为什么会这样用？他的理论依据是什么？由于胡老的经验很多是传承于《皇汉医学》，我于是又去查阅了《皇汉医学》，这才发现，原来《皇汉医学》的作者，日本的著名汉方学者汤本求真医生早就把柴胡和吴茱萸放在一起使用过了。下面引用两个案例：

　　医案一：

　　一妇人年四十余，脐旁有块已数年余。时时冲逆，心下动悸，不能行步，腰以下有水气，面色萎黄，经水不调，治宜先行其水，并利其血，与柴胡姜桂汤加吴茱萸、茯苓、兼用铁砂丸。服数日，小便夜中快利五六行，脐旁之块次第减小，数旬，诸证痊愈。求真按：上二证，宜处以柴胡姜桂汤、当归芍药散之合方。

　　医案二：

　　一妇人年二十七八，产后发头痛目眩，一西医治之，反甚。胸胁微结，小便不利，腹中有动悸，饮食不进，时发寒热，或身振振而摇，每每头眩，不能闭目。夜间惊惕不得眠，或如身坐舟中，不得片刻安，每使二人抱持之。众医杂投滋血，镇痉，抑肝等药，凡两年，依然无寸效。余诊曰："病况痼，不当急治，宜先利其胸胁，镇定动悸，使心气得旺，则上下之气得以交通。头眩身摇自安矣。"主人深以为然。因与柴胡姜桂汤加吴茱萸、茯苓，夜间使服朱砂安心丸。时正严寒，其证虽有动静，但使主人确守前方而服之，至翌年春而愈。

　　看了这几则医案，从临床效果上看，柴胡和吴茱萸是可以合用的，疗效也很好，但是毕竟柴胡和吴茱萸自古以来的记载中，药效都是相反的，不能仅凭几则成功验案就作为常规使用。那在什么情况下这两个药以及相关药方可以合用呢？我一直就不能确定，在能够娴熟运用传统脉诊做中医诊断以前，我在临床中也尝试过二者的合用，有时候效果很好，有的时候又产生很大的副作用，因此就不敢随意使用了。一直到掌握了传统脉诊，才确切地找到了可以合用的条件，就是：

　　当患者的病症是**胃虚寒的少阳病的病机**的时候，**柴胡和吴茱萸就可以合**

用，**而且是必须合用**，这样才能取得所需的疗效，否则就算患者的病症非常适合使用柴胡剂，也会因为胃虚寒而不适合继续服用柴胡剂进行治疗；反过来，如果患者**胃不虚，而合用了吴茱萸汤，就会出现明显的少阳病加重的情况**。治疗效果也会适得其反。因此，**准确判断胃的虚、实**，在使用柴胡剂的时候，就显得非常重要。

下面我们来看几个医案。

病例 4-7 **蒋某 女 43 岁**

主诉、主证及既往病史	心悸,胸闷,嗳气胃痛,矢气多,手足冷,肝斑明显,失眠,舌淡紫,胖大边齿痕,苔薄白。发现左乳腺钙化点 1 年			
脉诊结果	**左外**	**左内**	**右内**	**右外**
整手脉	阳弦		阳弦	
寸	弦实	沉弦	浮弦	弦
关	阳弦	弦涩	浮弦	浮弦
尺	弱	弦	弦	弱

传统脉诊结果分析：

◈ 总脉弦：病在肝胆；

◈ 肝脉阳弦：病在少阳，证见胸闷，手足冷，失眠等；

◈ 脾脉浮弦：为脾虚寒，证见矢气多，舌胖大，边有齿痕；

◈ 胃脉浮弦：是胃虚寒，证见嗳气，胃痛；

◈ 心脉实：为心火盛，证见心悸，失眠。

总的病机是少阳病合病太阴虚寒，处方是柴胡桂枝干姜汤；同时因为据脉诊结果可知，**患者有胃虚寒**的情况，因此需要同时处方吴茱萸汤。在这里柴胡和吴茱萸就需要并用。

病例 4-8 **田某 女 54 岁**

主诉、主证及既往病史	眩晕,胸闷,潮热汗出,口干,口渴,心下灼热,大便干,左偏头痛,脱发明显。舌红苔白偏干			
脉诊结果	**左外**	**左内**	**右内**	**右外**
整手脉	阳弦、细		阳弦、细	

脉诊结果	左外	左内	右内	右外
寸	弦	浮弦	浮紧实	弦
关	弦	弦	弦	浮弦
尺	弱	弦实涩	弦	弦

该患者主诉为眩晕，按照传统中医内科辨证，属于肝阳上亢，治疗可选用天麻钩藤饮。按照六经辨证，眩晕可以考虑是少阳病。

传统脉诊结果分析：

◆ 总脉弦细：考虑病属肝胆；

◆ 进一步诊断，总脉为阳弦，肝脉弦：因此诊断病在少阳，证见眩晕、胸闷；

◆ 大肠、膀胱实：为胃家实的阳明病，证见潮热汗出、口干、口渴，便秘。

◆ 胃脉浮弦：为胃虚寒，证见偏头痛。

因此该患者总的病机是少阳阳明合病，可予大柴胡汤；同时伴有胃虚寒，应当合方吴茱萸汤。

病例 4-9　杜某 女 65 岁

主诉、主证及既往病史	右侧偏头痛，目痛，头痛时血压升高，170/100mmHg，左腰痛伴腿痛，入睡困难，受凉则腹泻，盗汗，舌红，苔白。 既往病史：胆结石，乙型肝炎病毒携带者

脉诊结果	左外	左内	右内	右外
整手脉	弦实		弦实	
寸	弦实	弦实	弦实	沉弦
关	弦实	洪弦	弦实	弦浮
尺	浮弦	弦涩实	弦实	洪

常规治法：患者症见头痛，目痛，伴有血压升高，脉弦而有力，按照《中医内科学》辨证施治，头痛属于肝阳上亢引起的，治法应平肝潜阳，治以天麻钩藤饮。天麻钩藤饮的组成是：

天麻　钩藤　石决明　山栀　黄芩　川牛膝　杜仲　益母草　桑寄生

夜交藤　朱茯神。

◆ 天麻、钩藤、石决明：平肝息风；

◆ 栀子、黄芩：清肝泄热；

◆ 桑寄生、杜仲：补肾，

◆ 益母草、牛膝：通利血脉；

◆ 夜交藤、茯神：养心安神。

传统脉诊结果分析：

◆ 总脉阳弦，肝脉弦实，胆脉洪弦：为少阳病；

◆ 总脉实，小肠、大肠、脾、三焦、膀胱实脉：为胃家实的阳明病；

◆ 胃脉浮弦：为胃虚寒；

◆ 肾脉浮弦：肾水不足。

主要的病机是少阳阳明合病，应治以大柴胡汤。但同时**胃虚寒**，需要合方吴茱萸汤。肾水不足，肝阳上亢，可以合方镇肝息风汤。

大家看这个病案，如果予方天麻钩藤饮进行治疗，还是会有一定效果的，但远远不够。引起患者肝阳上亢的主要原因是肝、胆郁热，以及阳明内热，销铄肾阴，肾水不足引起的上亢。如果只是用天麻、钩藤、石决明平肝，栀子、黄芩泄热，而不用柴胡疏肝泄热，大黄清热泻火，熟地、天冬滋水涵木，是很难有明显改善的。该患者疾病最大的难点是在肝阳上亢的同时伴有胃虚寒存在，如果不同时给予温中补虚治疗的话，方中所使用的柴胡、大黄会进一步损伤胃气，以至于明知所开药方能够治病，也会因为明显的副作用使得患者不能持续服药，甚而出现一系列胃寒的症状，误导医生和患者都认为处方有误，并据此改用温补剂，而不对症的温补剂又会反过来造成肝火、阳明内热进一步加剧，出现令医者无所适从的局面。

在这个病例的治疗中，传统脉诊的诊断优势非常明显，患者的主诉很少，很难从证论治。通过脉诊，揭示了隐藏的复杂病机，让医者能有据可循地进行更客观的治疗。这进一步验证了，虽然脉和证在中医的诊断中都很重要，但脉诊比辨证更能客观和精确地给医生带来需要的诊断结果以及随之而来的治疗方案。

病例 4-10	丁某 女 3 岁
主诉、主证及既往病史	面红,烦躁,纳少,便溏,舌红,苔白偏干。两个月前发热,39℃,伴有癫痫发作,之后一直服用癫痫药物,控制发作

脉诊结果	左外	左内	右内	右外
整手脉	弦 数		弦 数	
寸	弦	弦滑	弦实	浮弦
关	阳弦	弦实	弦	浮弦
尺	弱	弦	弦	弱

该幼儿发病以后，除了服用西药以外，一直服用中药定痫丸配合治疗。

定痫丸是《医学心悟》的处方，主治风痰内扰的癫痫。以胆南星、半夏、陈皮、贝母、菖蒲化痰清热，全蝎、僵蚕、天麻息风止痉，琥珀、远志、朱砂镇心安神。属于专病专方的治疗。

传统脉诊结果分析：

◈ 总脉弦数，肝脉阳弦：是少阳郁热；

◈ 胆、大肠弦实：是胃家实的阳明病；

◈ 胃脉浮弦：为胃虚寒。

总的病机是少阳阳明合病，可以选用大柴胡汤或者柴胡加龙牡汤。但同时**胃虚寒**，必须合用吴茱萸汤。这个病例也是胃虚寒的胃家实的阳明病，同时伴有少阳病。

据患者父母回忆，发病前，曾大量喝牛奶，吃各种水果，当时舌苔白厚，但没引起重视，直到癫痫发作后才开始注意饮食，减少了牛奶和水果的摄入，舌苔也逐渐变薄。由此可见，胃虚寒在这个案例中，是很重要的病机，如果遗漏此病机，单纯使用大柴胡汤，虽然暂时收效，但若久服，必然损伤胃气，造成"食谷而哕"的变证，变成"干呕，吐涎沫，头痛者，吴茱萸汤主之"这一病机，若严重发作时，也会造成癫痫加重。因此，该病案胃虚寒的病机一定不能忽视。

上面几个案例，我们通过逐个分析来说明了在传统脉诊的指导下什么情况需要**柴胡方和吴茱萸方合用**。其中病例4-7中予方柴胡桂枝干姜汤是少阳病合病太阴虚寒时候的处方，再加上胃虚寒的情况，合用了吴茱萸汤，这样的组合，经过上面的分析和讲解还是能比较容易被大家接受的。而且前辈专家也有这样使用的成功验案。那么，在病例4-8、病例4-9和病例4-10中予方**大柴胡汤和吴茱萸汤的合用**来进行治疗，就显得离经叛道了。从"证"的角度来说，大柴胡汤是少阳阳明合病，少阳、阳明都是实热；而吴茱萸汤治疗的是胃虚寒，两者完全相反，按理说是不可能一起使用的。然而从传统脉诊的诊断角度来看，如果患者胃脉虚寒，提示是胃虚寒的胃家实的阳明病，同时又合病了少阳证，按照这个诊断结果，必须是大柴胡汤和吴茱萸汤合用才能起效。如果单用大柴胡汤的话，患者的胃虚寒证会更加明显，病案 4-9 的患者我曾经单用大柴胡汤进行治疗，患者虽然头痛缓解，但却出现了胃胀，胃痛，血压高等副作用，如果持续使用大柴胡汤的话，一定就会出现仲师在《伤寒论》中提及的"食谷者哕"的严重情况。两者合用以后，疗效就令双方都能满意了。由此再一次验证，传统脉诊对于临床复杂病例治疗的必要和必须性。

第四节

柴胡和麻黄能不能同用的问题

下面这个问题，又是一个在临床中常见的比较尖锐的问题。

我们先来看，少阳病治疗的禁忌。在《伤寒论》：

第 264 条：少阳中风，两耳无所闻，目赤，胸中满而烦者，不可吐下，吐下则悸而惊。

第 265 条：伤寒，脉弦细，头痛发热者，属少阳。少阳不可发汗，发汗则谵语。此属胃，胃和则愈，胃不和，则烦而悸。

一般来说，少阳病的治疗禁忌都是根据上述两条条文来展开的。即：少阳病的治疗禁汗、下、吐法。但在临床运用上，也要根据实际情况来处理。少阳剂属于和解之剂，如果是单纯的少阳病，是禁用下法的，但是：

如果合病胃家实的阳明病，就要和下法合用，例如大柴胡汤，小柴胡加芒硝汤，柴胡加龙骨牡蛎汤等。

如果是合病了太阳中风，也是可以合用汗法的，例如柴胡加桂枝汤。

那么，如果是**合病太阳伤寒**的话，**是否也可以合用呢？** 这就是**柴胡和麻黄是否可以同用的问题。**

对于这个问题，仲师的处理还是先表后里，即先处理太阳伤寒，再和解少阳。《伤寒论》：

第 3 条：太阳病，或已发热，或未发热，必恶寒，体痛，呕逆，脉阴阳

俱紧者，名曰伤寒。

第 4 条：伤寒一日，太阳受之，脉若静者，为不传；颇欲吐，若燥烦脉数急者，为传也。

第 5 条：伤寒二、三日，阳明少阳证不见者，为不传也。

这三条记述的是通过脉、证来判断太阳伤寒，以及太阳伤寒是否已经传变。

第 37 条：太阳病，十日以去，脉浮细而嗜卧者，外已解也。设胸满胁痛者，与小柴胡汤。脉但浮者，与麻黄汤。

这一条通过脉、证判断伤寒是否传变至少阳，以及相应的处理方法：

◇ 如果脉浮紧，即仍在太阳，就给予麻黄汤进行治疗；

◇ 如果脉弦细，胸满胁痛，说明已经传至少阳，就给予小柴胡汤进行治疗。

仲师是根据脉、证来判断病机，处以相应处方的。

可是现在在临床中，经常见到**麻黄和柴胡并用的处方**，也就是说，《伤寒论》中提到的"少阳禁汗"的禁忌以及"太阳伤寒禁下"的禁忌已经在实际运用中早就被打破了。

《方剂学》中柴葛解肌汤：

柴胡 9g　干葛 9g　甘草 3g　黄芩 6g　羌活 3g　白芷 3g　芍药 6g桔梗 3g

用法：水二盅，加生姜三片，枣二枚，《杀车槌法》加石膏一钱，煎之热服。本证无汗恶寒甚者，去黄芩，加麻黄，冬月宜加，春宜少，夏月去之加苏叶。

主治：外感风寒，郁而化热。恶寒渐轻，身热增盛，无汗头痛，目疼鼻干，心烦不眠，眼眶痛，脉浮微洪。

我们在前一章讲过的柴葛解肌汤实际上就是葛根汤和小柴胡汤的合方。在这里，陶氏的"柴葛解肌汤"就打破了伤寒先表后里的治疗原则，把麻黄和柴胡放在一起并用。

不仅如此，其实在唐代王焘辑录的《外台秘要》所保留的处方中，也早就有柴胡和麻黄并用的情况：

卷十肺热兼咳方七首《删繁》疗肺热，气上咳，息奔喘。橘皮汤方。

橘皮　杏仁四两（去尖皮）　柴胡　麻黄（去节）各三两　干苏叶二两母姜四两（去尖）　石膏八两

上七味，切，以水九升，先煮麻黄两沸，除沫，下诸药，煮取三升，去滓，分三服。不瘥再服。（母姜，《千金》云宿姜，《千金》同，出第五卷中）

肺气积聚方二首，《救急》疗肺气积聚，心肋下满急，发即咳逆上气方。

麻黄三两（去节）　杏仁（去双仁，尖，皮）　柴胡　生姜　半夏（洗十遍）　葶苈子（熬，研如脂）各四两　干枣十二枚（擘）　槟榔十枚

上八味，切，以水一斗，煮取二升八合，去滓，分温三服，每服相去如人行八九里久。七日忌食生冷、猪、鱼、羊肉。此方服一剂讫，将息满七日，则服后方。忌羊肉、饧。又方：茯苓　干苏茎叶　橘皮　麻黄各三两　杏仁（去尖，皮，两仁者）　柴胡　生姜各四两

上七味，切，以水一斗，煮取二升七合，去滓，分温三服，每服如人行八九里久。禁酢物、蒜、热面、猪肉。五日服一剂。（并出第六卷中）

上气及气逆急牵绳不得卧方八首

《广济》疗肺气痰上气急及咳方。柴胡（五两）　五味子　橘皮　紫菀　贝母　杏仁各三两　麻黄四两（去节）　甘草（炙）　黄芩各二两

上九味，细切，捣令极碎。每服取麦门冬一两去心、生姜半两切　竹叶一两半

以水二升五合，先煮麦门冬、生姜、竹叶，有一升五合，纳散二两，煎取一升二合，绞去滓，分二服，平旦空肚服之，一服日晚食消后服之，每日作一剂。忌油、面、猪、犬肉、小豆、粘滑、酸咸、海藻、菘菜。（出第三卷中）

杂疗上气咳嗽方四首

《古今录验》半夏汤

疗上气，五脏闭塞，不得饮食，胸中胁下支胀，乍去乍来，虚气结于心中，伏气住胃管，唇干口燥，肢体动摇，手足疼冷，梦寐若见人怖惧，此五脏虚乏，诸劳气不足所致，并疗妇人方。

当归　防风　黄芪各二两　柴胡半斤　细辛　麻黄（去节）　人参各一两　杏仁五十粒　桂心三两　半夏一升（洗）　大枣二十枚　生姜五两　黄芩一两

上十三味，切，以水一斗，先煮麻黄一沸，去上沫，更入水一升及诸药，煮取五升，分为五服，日三夜二。忌羊肉、生葱、生菜、饧等。（出第十九卷中）

以上引文，都是《外台秘要》所保留的唐朝之前各家的临床经验，这些处方，都是**麻黄和柴胡同用的**。由此可见，麻黄和柴胡同用，在中医的临床

史上是早就有过尝试，并被作为经验流传下来的。**既然可以同用，那么在《伤寒论》里，仲师为什么要用惜字如金的数条条文来强调对麻黄和柴胡的辨证施治？也就是为什么要强调太阳伤寒的时候使用麻黄剂，当传变到少阳的时候，才能使用柴胡剂，二者并不能合用的治疗情况呢？** 我的这个疑问，一直到使用了传统脉诊反复临证以后，才得到解答。

首先是治疗精准度的问题，伤寒的传变从表入里，逐次传变，需要医生详细辨脉、辨证，确定疾病所在的层次，然后予以施治，这是从理论上来说的，但临床实际中，真正能够做到这一点，其实是很难的；

其次是如果患者的疾病情况是在之前所患的太阳伤寒后，病传至少阳阶段并且一直未解，在已经有少阳病的情况下，又再次罹患伤寒，这就造成了治疗的复杂性。这种情况临床上并不少见，也就是说，在脉、证的诊断方面出现：太阳伤寒和少阳病同时存在，既有太阳和少阳的证表现在外，又有弦、紧脉表现在内，那么医生在辨证诊断的时候就容易混淆，难以取舍。

实际上，历史上记载的那些麻黄和柴胡同用的处方，在病机上来说，应该就是上面提到的这种情况。因此，为了解决这种局面，前辈医家干脆就把麻黄剂和柴胡剂放在一起同用，来一起解决问题，从而打破了仲师在《伤寒论》里提到的禁忌，并一直沿用至今。这种用法，从理论上来说，似乎也是有一定道理的。既然精准辨证难以做到，不如把麻黄和柴胡放在一起使用，如果病在太阳，麻黄可解，如果病入少阳，柴胡可解，这样一来，面面俱到，岂不更好。更进一步，临床上还有很多病人同时还有胃家实的阳明病的病机存在，不如把治疗这个病机的大黄也一起加上，这样兼顾全局的药方不就更加完美了吗？

我在临床治疗中，也是曾经这样运用过的。但是当我经由传统脉诊诊断的指导了解了疾病更深层的含义以后，就不再这么认为了。以上这样面面俱到的想法指导的处方用药，是医家在治病的时候，只单方面关注在"祛邪"这个方面，而忽略了同样重要的"扶正"这个方面。如果真的能这样进行处方用药操作，那么临床上就不再需要费时费力地辨证诊断，而中医也失去了它治病的真正优势。

中医治病的思路和方式，最宝贵也最高明的地方就在于，我们在治疗疾病的时候，也就是祛邪的同时，还需要尽量少地损伤和保护人体的正气，最大限度地达到既祛邪而又不伤正的效果，所谓的"伤敌一千自损八百"的事情，不属于我们的中医体系，这也正是一位合格的中医生追求的治病效果。

我们在《黄帝内经》中所熟悉的一句话："正气存内，邪不可干，邪之所凑，其气必虚"，在我多年的临床治病生涯中，体会特别深刻。我们在预防疾病的时候，人体自身正气充足，就不容易感受邪气；同样的，医生在治疗疾病的时候，如果只着眼于"祛邪"，而忽视"正气"的养护，非但不能祛除病邪，反而更伤正气。就算短期来看或许临床能见到一些疗效，但是长期来看，这样只顾一头的治疗，是一定会损伤患者身体健康的。

而整个中医辨证论治的核心和精髓，就是顺应人体的自然反应，通过精准诊断，使用各种治疗手段，来平衡体内的各种失衡，达到最佳的治疗效果。以这个思路来看：当患者感受太阳伤寒的时候，表现为"脉浮紧"，脉浮为在表，这个时候，人体正在本能的调动气血，集中于表，全力抗邪，这时候医生就应当顺势而为，用方药帮帮忙，根据具体情况予麻黄剂发散表邪，辅助人体祛除邪气。而麻黄剂发汗解表的治疗能顺利进行的前提条件就是受治患者气血充足，更进一步，人体想要气血充足的前提就是**胃气不虚**。这个时候，如果经过医生的诊断：

◆ 患者是胃气虚而气血不足的状况，就不能单纯用发汗解表剂进行治疗。

◆ 患者肾阳不足的话，人体自身的祛邪能力就弱，不足以和疾病抗争，这时候传统脉诊的诊断结果就是：伤寒脉不浮紧反而沉紧，寒邪因人体的无力抵抗而入里，此时就需要医家据此进行温肾解表的治疗。

因此，在治疗伤寒症的时候，使用麻黄发汗解表的前提就是胃气和肾气的状态。在《伤寒论》中：

第 49 条：脉浮数者，法当汗出而愈。若下之，身重，心悸者，不可发汗，当自汗出乃解。所以然者，尺中脉微，此里虚。须表里实，津液自和，便自汗出愈。

第 50 条：脉浮紧者，法当身疼痛，宜以汗解之。假令尺中迟者，不可发汗。何以知然？以荣气不足，血少故也。

第 89 条：病人有寒，复发汗，胃中冷，必吐蚘。

当邪入少阳，脉弦细，病在半表半里时，可以用柴胡和解少阳，这样就可以转邪出表。而在这里，柴胡能够顺利和解少阳的前提条件是**患者的胃气和肾气不虚**。

第 98 条：得病六七日，脉迟浮弱，恶风寒，手足温，医二三下之，不能食，而胁下满痛，面目及身黄，颈项强，小便难者，与柴胡汤。后必下重，本渴饮水呕者，柴胡汤不中与也。食谷者哕。

当邪入于阳明，病在里，需要大黄下之，其前提也是**胃气和肾气不虚**。

第 194 条：阳明病，不能食，攻其热必哕。所以然者，胃中虚冷故也。以其人本虚，故攻其热必哕。

第 209 条：阳明病，潮热，大便微硬者，可与大承气汤；不硬者，不可与之。若不大便六七日，恐有燥屎，欲知之法，少与小承气汤，汤入腹中，转失气者，此有燥屎也，乃可攻之；若不转失气者，此但初头硬，后必溏，不可攻之；攻之，必胀满不能食也。欲饮水者，与水则哕。其后发热者，必大便复硬而少也，以小承气汤和之。不转失气者，慎不可攻也。

第 286 条：少阴病，脉微，不可发汗，亡阳故也。阳已虚，尺脉弱涩者，复不可下之。

通过以上条文分析不难发现，在祛除三阳病邪的时候，都是需要消耗患者的胃气和肾气的。当病在太阳经的时候，用麻黄发汗解表，如果同时配伍柴胡，柴胡的使用势必加重胃气和肾气的负担，由于胃气和肾气不足，会导致麻黄发汗解表功效的掣肘，从治疗效果上看，会造成不仅祛邪无力，还容易引邪入里，发生"病发于阳而反下之，热入因作结胸"的局面。同理，这时候配伍大黄也会发生同样不希望看到的结果。

从另一个方面看，当疾病已经离开太阳传入少阳以后，就应当用柴胡剂和解，此时如果还是同时使用麻黄剂的话，一方面会无谓消耗肾气，另一方面，少阳病的表现是热郁阴伤，而麻黄剂发汗伤营，会令营血不足，一样会不利于柴胡剂和解退热的治疗效果。因此麻黄和柴胡同用，弊大于利，虽然在临床上会有一定的治疗效果，但绝不能作为常规使用，医者还是应该尽量做到精准辨证诊断，准确用方用药进行治疗，才能使中医药发挥最大的优势。

我们在这一章里，首先讲解了关于太阳证脉象"紧脉"和少阳证脉象"弦脉"相关的一些问题。然后提出了几个关于少阳病和以往医籍和临床使用常规经验记载都有不同认识，但是在治疗中却非常重要的问题，柴胡和吴茱萸同用的问题，柴胡和麻黄是否能同用的问题，并结合医案逐一分析，希望能给大家在少阳病的治疗上提供一些新的思考和治疗角度。

那么同样是少阳病，需要进行"和解"治疗，但是因为各种原因，又不能使用柴胡剂，反而需要使用半夏泻心汤类方来治疗的临床情况是怎样的呢？要如何恰当地使用半夏泻心汤组方呢？这又涉及很多临床常见病的治疗，我们将在下一章来展开论述。

第五章

泻心汤

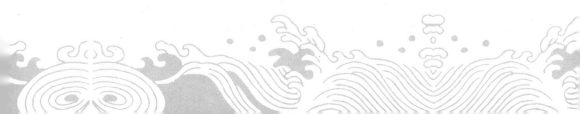

第一节

泻心汤组方

虽然泻心汤组方含有与"心"有关的命名，但是实际上：
- ◇ **大黄黄连泻心汤、附子泻心汤是与心有关的药方；**
- ◇ **半夏泻心汤、生姜泻心汤、甘草泻心汤却是属于少阳，是和解的处方。**

在本书的前四章，讲解了厥阴病，厥阴阳明病，厥阴太阳病，少阳病，这一章把出现在《伤寒论》里的"泻心汤"组方以及相关的药方单独拿出来成为一章跟大家分享，原因无他，该组方剂不仅在临床中使用非常广泛，可以治疗现在的大量疑难杂症，更重要的是它们所涉及的理论基础在源流上极容易混淆，一直以来都给广大医生造成很多困惑。所涉及的知识，甚至直接关联到传统脉位的定义，我有幸在传统脉诊的帮助下厘清了泻心汤组方以及相关内容的"前生今世"，个中内容非常有意义，在临床上有极大的运用价值，我从中收获巨大，因此专门拿出一章给大家做一个详细的分享。

在详细阐述之前，我先跟大家分享一个多年前让我对"泻心汤类方"引起重视和留下深刻印象的案例。十几年前，在学习使用传统脉诊之前，我曾经接诊过一位病人：

雷某　女　32 岁：前来求诊治疗不孕症。

主要症状：嗳气明显，矢气多，大便黏腻，每天 3～4 次，阴吹明显，口干，口臭，口苦。

舌：淡红胖大，苔黄腻。

脉：缓滑无力。

当时的诊断治疗主要是从证入手的：

嗳气、阴吹、矢气多，同时舌胖大，脉缓而无力，提示有：脾虚寒，气虚下陷；

口臭、口苦，苔黄腻，脉滑，提示有：湿热。

病机辨证：寒热错杂。

处方：半夏泻心汤加减。

患者服药后，嗳气减少，尤其是阴吹明显改善，连续服药 3 个月后，成功怀孕。当时我深为半夏泻心汤的优良疗效以及其临床适应证的广泛性所鼓舞。但是再进一步深究的时候，却对于它们的自如使用掌握不准，好的临床疗效并不是每次都能够重复。究竟什么时候使用这类方子最适合？使用判断的指征应该是什么？我因为这些疑问，就此开始从各方面入手，深入研究**泻心汤方**的用法。

在《伤寒论》中，记载了五个泻心汤方，分别是：**大黄黄连泻心汤、附子泻心汤、半夏泻心汤、生姜泻心汤和甘草泻心汤**。这五个药方，仲师统称为"**泻心汤**"。都是用来治疗**心下痞满不通的痞证**。不同之处在于：

◇ 大黄黄连泻心汤治疗**热痞**。

◇ 附子泻心汤治疗**热痞兼有阳虚**。

◇ 半夏泻心汤治疗**痰痞**。

◇ 生姜泻心汤治疗**水气痞**。

◇ 甘草泻心汤治疗**虚痞**。

以上五个处方，仲师是从"证"的角度来进行归类和辨证论治的，在叙述上，层次分明，条理井然，十分清楚。可是在实际临床运用中，根据这样的描述，我自己总是用不到位，发挥不出泻心汤类组方应有的效力。自从我学习了传统脉法以后，就将泻心汤组方从传统脉诊的角度来分析归类，并深入实践，然后就发现，实际上，它们在临床适应证方面区别非常大。可以说，在脉诊的指引下，对这几个药方的深研，完全是引出了另一片广阔的新天地。我们在这一章，将要讨论下面两个话题：

虽然泻心汤方都含有和"心"有关的命名，但是，

◇ **大黄黄连泻心汤、附子泻心汤是与"心"有关的药方。**

◇ **半夏泻心汤、生姜泻心汤、甘草泻心汤却是属于少阳经，是和解的处方。**

在我们详细讨论上面两个论题之前，我们先来复习一下《伤寒论》及相关经典中对这几个方子的论述：

大黄黄连泻心汤：

第 154 条：心下痞，按之濡，其脉关上浮者，大黄黄连泻心汤主之。

大黄黄连泻心汤：大黄二两　黄连一两。

上二味，以麻沸汤二升渍之须臾，绞去滓，分温再服。

附子泻心汤：

第 155 条：心下痞，而复恶寒汗出者，附子泻心汤主之。

附子泻心汤：大黄二两　黄连一两　黄芩一两　附子一枚（炮，去皮，破，别煮取汁）

上四味，切三味，以麻沸汤二升渍之须臾，绞去滓，纳附子汁，分温再服。

大黄黄连泻心汤，治疗热痞；**附子泻心汤**，治疗热痞兼有阳虚。

在《伤寒论》中，大黄黄连泻心汤和附子泻心汤的组方比较，除了附子，少了"黄芩"。

古代《伤寒论》注家都认为应该把黄芩加上，也就是说，古代医家认为：

大黄黄连泻心汤应该是："大黄二两　黄连一两　黄芩一两"。其主治是热痞，即心下的胃脘部位痞满不适，按之柔软，同时关脉是浮大的情况。由于是热痞，同时伴见心烦，吐血、衄血，舌红，苔黄等症状。

《金匮要略·惊悸吐衄下血胸满瘀血病脉证治》中有记载：

十七、心气不足，吐血、衄血，泻心汤主之。

根据这个分析比较，也就是说，**大黄黄连泻心汤和附子泻心汤应该是同方加减方，大黄黄连泻心汤里应该是有黄芩的**。

我们接来着看：

半夏泻心汤：

第149条：伤寒五六日，呕而发热者，柴胡汤证具，而以他药下之，柴胡证仍在者，复与柴胡汤。此虽已下之，不为逆，必蒸蒸而振，却发热汗出而解。若心下满而硬痛者，此为结胸也，大陷胸汤主之；但满而不痛者，此为痞，柴胡不中与之，宜半夏泻心汤。

半夏泻心汤方：半夏半升（洗）　黄芩　干姜　人参　甘草（炙）各三两　黄连一两　大枣十二枚（擘）

上七味，以水一斗，煮取六升，去滓，再煎取三升，温服一升，日三服。

生姜泻心汤：

第157条：伤寒汗出，解之后，胃中不和，心下痞硬，干噫食臭，胁下有水气，腹中雷鸣，下利者，生姜泻心汤主之。

生姜泻心汤方：

生姜四两（切）　甘草三两（炙）　人参三两　干姜一两　黄芩三两　半夏半升（洗）　黄连一两　大枣十二枚（擘）

上八味，以水一斗，煮取六升，去滓，再煎取三升，温服一升，日三服。

附子泻心汤，本云：加附子。半夏泻心汤、甘草泻心汤，同体别名耳。

生姜泻心汤，本云：理中人参黄芩汤，去桂枝、术，加黄连，并泻肝法。

甘草泻心汤：

第158条：伤寒中风，医反下之，其人下利日数十行，谷不化，腹中雷鸣，心下痞硬而满，干呕，心烦不得安。医见心下痞，谓病不尽，复下之，其痞益甚，此非结热，但以胃中虚，客气上逆，故使硬也，甘草泻心汤主之。

甘草泻心汤方：

甘草四两（炙）　黄芩三两　半夏半升（洗）　大枣十二枚（擘）　黄连一两　干姜三两

上六味，以水一斗，煮取六升，去滓，再煎取三升，温服一升，日三服。

上面是《伤寒论》中，对半夏泻心汤、生姜泻心汤、甘草泻心汤这三个方剂的记载。如果我们对比《金匮要略》中的记载来看会发现：《金匮要略》中引用的甘草泻心汤和《伤寒论》中的甘草泻心汤在组方上相比较，《伤寒论》中记载的甘草泻心汤，**缺漏了人参三两**。在《金匮要略》中：

《百合狐惑阴阳毒病脉证治》：十、狐惑之为病，状如伤寒，默默欲眠，目不得闭，卧起不安。蚀于喉为惑，蚀于阴为狐，不欲饮食，恶闻食臭，其面目乍赤、乍黑、乍白。蚀于上部则声喝，甘草泻心汤主之。

甘草泻心汤方：甘草四两（炙）　黄芩　人参　干姜各三两　黄连一两　大枣十二枚（擘）　半夏半升

上七味，水一斗，煮取六升，去滓再煎，温服一升，日三服。

上面我们分别看了关于这三个处方在《伤寒论》和《金匮要略》中的条文记载，从处方上分析：半夏泻心汤、生姜泻心汤和甘草泻心汤：三个处方**都有：**

半夏半升　人参三两　大枣十二枚　黄芩三两　黄连一两

不同之处在于：

半夏泻心汤是：干姜三两　炙甘草三两；

生姜泻心汤是：干姜一两　炙甘草三两　生姜四两；

甘草泻心汤是：干姜三两　炙甘草四两；

据此可以得出结论：**这三个药方，可以说是在"半夏泻心汤"方基础上加减而来，是一张处方。**只不过在加减使用上：生姜泻心汤治疗的病症因为水气多，减少了干姜的用量，加了生姜；而甘草泻心汤加多了甘草的用量，来加强了方子益气健脾的功效。

	共同点	不同点		治疗区别点
半夏泻心汤	半夏半升 人参三两 大枣十二枚 黄芩三两 黄连一两	干姜三两	炙甘草三两	胃热肠寒或是胃热脾虚的病症
生姜泻心汤		干姜一两 生姜四两	炙甘草三两	水气较多的病症,减少了干姜的用量,加上生姜温胃化饮
甘草泻心汤		干姜三两	炙甘草四两	加了甘草,加强益气健脾功效

我们再来看半夏泻心汤的组方原则:

◆ 半夏:消痞散结,降逆止呕。

◆ 黄芩、黄连:清热。

◆ 人参、干姜、炙甘草、大枣:健脾益气。

由此分析可知,**半夏泻心汤是一个寒热并用,调和肠胃的处方**。医家一般认为治疗的是:**胃热肠寒或是胃热脾虚的病症。主证是:心下痞满,呕吐,下利。**

从上述的记载看,半夏泻心汤的主证是:**心下痞满而不痛**。在这里,书中对于主证的描述实际上是太少了,无法支持临床全面的诊断和用药。在临床使用中,其实并不能见到患者有"心下痞满"的症状就使用半夏泻心汤来治疗的,因为下面这几个方剂的治疗主证中,也有关于"心下痞"的描述:

◆ 大黄黄连泻心汤治疗病症中有"心下痞"的症状存在;

◆ 小柴胡汤的治疗病症中也可见"胸胁下满如结胸状"(第 143 条);

◆ 柴胡桂枝汤主证中有:"心下支结"(第 146 条);

在对"半夏泻心汤证"的描述中,仲师强调"柴胡不中与之",也就是说,如果判断是半夏泻心汤证,就不能使用柴胡剂进行治疗。可是上面列出的柴胡方,在治疗的病症中,也出现了和半夏泻心汤治疗症状类似的病症,因此在选方时其实是很容易混淆的。这样一来,要想用好泻心汤方,准确的诊断就显得非常必要了。

那经典中还有没有其他关于半夏泻心汤使用鉴别的"证"的记载呢?

在《金匮要略·呕吐哕下利病脉证治》中:"呕而肠鸣,心下痞者,半夏泻心汤主之"。在这段文字的描述中,半夏泻心汤的主证,除了"心下痞",又多了"呕而肠鸣",对主证的描述又丰富了一些。

再看大黄黄连泻心汤的组方分析:

大黄、黄连、黄芩:泄热解毒。

也就是说，大黄黄连泻心汤是**单纯泄热的处方，**主证是：心下痞满，心气不足，吐血、衄血等。

通过以上比较，可以看出，**虽然这五张处方都以泻心汤命名，都可以治疗心下痞，但大黄黄连泻心汤方和半夏泻心汤方的区别还是很大的。**

第二节

"心"的源流以及传统脉诊的最终脉位定位

上面的论述都出自我们已经相对比较熟悉的经典，那么关于我们在本章开头提出的两个论题：

◇ **大黄黄连泻心汤、附子泻心汤与"心"有关。**

◇ **半夏泻心汤、生姜泻心汤、甘草泻心汤属于少阳，是和解的处方。**

在上面复习的部分，因为《伤寒论》是以"证"为主的归类方式，并没有涉及这些问题。在复习了原有内容后，下面我们就开始从传统脉诊的角度来深入探讨这两个问题了。

首先，如果我们要讨论大黄黄连泻心汤，附子泻心汤与心的关系，其实先要搞清楚这个**"心"**在中医里是怎么来定义的？我开始探寻这个问题的时候，并没有想到这个问题如此复杂，花费了我大量的时间和精力。深入进去以后，却发现了很多的问题，很有点"一入心门深似海"的意思，然后才明白，**原来对于泻心汤方认识和使用的混淆，是从中医这个"心"的定义的历史发展变迁就开始了的。而把这个"心"的定义搞明白以后，不仅对于经典方剂的理解和运用有极大的帮助，而且对于传统脉诊中"心"的脉位确定也有非常重要的意义。**

我们依然是从引文开始：

在《中医基础理论》中的藏象学说中提出：

人体是以心、肝、脾、肺、肾五脏为中心，以胆、胃、大肠、小肠、膀胱、三焦等六腑相配合，以气、血、精、津液为物质基础，通过经络内而五脏六腑，外而形体官窍所构成五个功能活动的系统。这五个系统不仅都受天

地四时阴阳的影响，同时互相之间也紧密联系，五脏之中各有五脏，从而使人体整体与局部、局部与局部，以及人体与外界环境成为一个复杂的网络结构。其中心为五脏之一，其主要功能是：心主血脉，心主神志。

然后附论了心包络：

心包络，简称心包，是心脏外面的包膜，为心脏的外围组织，其上附有脉络，是通行气血的经络，合称心包络。由于心包络是心的外围组织，故有保护心脏，代心受邪的作用。藏象学说认为，心为君主之官，邪不能犯，所以外邪侵袭于心时，首先侵犯心包络，故曰"诸邪之在于心者，皆在于心之包络"（《灵枢·邪客》）。

但在结尾却说："**实际上，心包受邪所出现的病变与心是一致的，故在辨证和治疗上也大体相同。**"

当年我看到这里的时候就想，如果这个讲述是正确的，那古中医何必要区分"心"和"心包络"呢？如果如上所述，不用区分，那在临床应用上，遇到相关的病症，是不是真的就是视同一样的治疗呢？带着这个疑问，我查看了《经络学》，想看看在经络学中，这个部分是怎么讲解的。

学习过经络学说，我们都知道人体有十二经络：手太阴肺经、手阳明大肠经、足阳明胃经、足太阴脾经、手少阴心经、手太阳小肠经、足太阳膀胱经、足少阴肾经、手厥阴心包经、手少阳三焦经、足少阳胆经、足厥阴肝经。

经络学说最完善的记载是出自《灵枢·经脉》篇，我们在《中医基础理论》中所学习的内容，就是源自此篇。

在《灵枢·经脉》篇里分别详细描述了**手少阴心经**的循行和主病，以及**手厥阴心包经**的循行和主病：

心手少阴之脉，起于心中，出属心系，下膈络小肠；其支者，从心系，上挟咽，系目系；其直者，复从心系却上肺，出腋下，下循臑内后廉，行太阴心主之后，下肘内，循臂内后廉，抵掌后锐骨之端，入掌内廉，循小指之内出其端。是动则病嗌干心痛，渴而欲饮，是为臂厥。是主心所生病者，目黄胁痛，臑臂内后廉痛厥，掌中热痛。为此诸病，盛则泻之，虚则补之，热则疾之，寒则留之，陷下则灸之，不盛不虚，以经取之。盛者寸口大再倍于人迎，虚者寸口反小于人迎也。

心主手厥阴心包络之脉，起于胸中，出属心包络，下膈，历络三焦；其支者，循胸出胁，下腋三寸，上抵腋，下循臑内，行太阴少阴之间，入肘中，下循臂行两筋之间，入掌中，循中指出其端；其支者，别掌中，循小指次指出其端。是动则病手心热，臂肘挛急，腋肿，甚则胸胁支满，心中憺憺大动，面赤目黄，喜笑不休。是主脉所生病者，烦心心痛，掌中热。为此诸病，盛则泻之，虚则补之，热则疾之，寒则留之，陷下则灸之，不盛不虚，以经取之。盛者寸口大一倍于人迎，虚者寸口反小于人迎也。

由此可以确定，在经典的记载中：**手少阴心经和手厥阴心包经的循行路线和主病是不同的，因此也就得到结论：并不能如《中医基础理论》所述，将"心"和"心包"混为一谈。**那作为中医院校的权威教材，有严谨的编辑，为什么会有如此不同呢？它这样写，一定也有它的原因，那这个原因到底是什么呢？

如果我们仔细推敲经典，就会发现，古人对于**心**的认识，也是逐渐完善的。在早期的文献记载中，并没有现在的**"手少阴心经"**的记录，因此，早期的**心经**实际上就是现在的**心包经**。这也就解释了在《中医基础理论》中这个"在辨证和治疗上也大体相同"记述的依据。

在《灵枢·本输》中记载：

心出于中冲，中冲，手中指之端也，为井木；溜于劳宫，劳宫，掌中中指本节之内间也，为荥；注于大陵，大陵，掌后两骨之间方下者也，为腧；行于间使，间使之道，两筋之间，三寸之中也，有过则至，无过则止，为经；入于曲泽，曲泽，肘内廉下陷者之中也，屈而得之，为合。手少阴经也。

肺合大肠，大肠者，传道之腑；心合小肠，小肠者，受盛之腑；肝合胆，胆者，中精之腑；脾合胃，胃者，五谷之腑；肾合膀胱，膀胱者，津液之腑也。少阴属肾，肾上连肺，故将两藏。三焦者，中渎之腑也，水道出焉，属膀胱，是孤之腑也，是六腑之所与合者。

在《灵枢·本输》里，五脏六腑的**表里配合**，从文字记载上和现在的《中医基础理论》中讲述的基本一致，也就是提到了**"心和小肠相表里"**，但如果仔细阅读，会发现，在《灵枢·本输》的记载中，**是只有十一条经脉而非十二条经脉的**。因此当时提到"心和小肠相表里"的时候，实际上是指我们现在学习的**"心包经和小肠经"**相表里，也就是说，并没有现在我们认知的**"手少阴心经"**的存在。这样一来，在描述表里相合理论的时候，"三焦"其实是没有相表里的"藏"，因此在记述的时候，是把三焦从属于膀胱，并称之为"孤之府"的。

继续仔细阅读《灵枢经》会发现，上面关于心、心包以及和小肠经对应等的记述，在稍后出现的**《灵枢·经脉》**篇这一章中和《灵枢·本输》中的描述是**不一样的**。在《灵枢·经脉》这一篇里，出现了现在的"手少阴心经"。也就是说，在这一篇里，它的内容和现在我们学习到的"手少阴心经和小肠经相表里"的实际论述就一致了。在这一篇中，把《灵枢·本输》里记载的"手少阴心经"，改为了现在我们所公认的"手厥阴心包经"，并和三焦经相表里，这样一来，三焦就不再是"孤之府"了。

从上面记载的内容发展来看，可以推论：

我们现在看见的《灵枢·本输》篇和《灵枢·经脉》篇，虽然都是同时收录在《灵枢经》里，但《经脉篇》记载的内容，应该是在《本输篇》之后发展和完善的经脉系统，在成书上是有一个时间早晚的区别的。通过以上比较，大家就可以看出，**"心"的中医传承在早期，是有不同的。**

我们都知道，《灵枢》和《素问》统称《黄帝内经》，是成书于战国至秦汉时的作品。我们再来看同时期的《难经》中关于心和心包经的记载。它关于心和心包的论述体现了从《灵枢·本输》向《灵枢·经脉》篇逐步完善的过渡阶段，因此在内容上，一方面仍保留了《本输》篇现在的心包经为心的理论。另一方面出现了手少阴心经。对心的描述，开始分为手厥阴心包经和手少阴心经。经脉也由十一条增加到十二条，初步形成了十二经脉系统，由于有了十二经，论述了和《经脉》篇相同的表里配合，即手少阴心和小肠相表里，手厥阴心包和三焦相表里。

《难经》中关于**心的病症**描述和《灵枢·经脉》中**手厥阴心包经**的主病相似。请看下面的引文：

第十六难：

十六难曰：脉有三部九候，有阴阳，有轻重，有六十首，一脉变为四时，离圣久远，各自是其法，何以别之？然：是其病，有内外证。其病为之奈何？···假令得心脉，其外证：面赤，口干，喜笑；其内证：齐上有动气，按之牢若痛；其病：烦心，心痛，掌中热而哕。有是者心也，无是者非也。

在这里《难经》和《灵枢·本输》的记载，心为现在的手厥阴心包经，**两者是一致的。**

第六十六难：

六十六难曰：经言肺之原出于太渊，心之原出于太陵（同《本输》），**肝之原出于太冲，脾之原出于太白，肾之原出于太溪，少阴之原出于兑骨**（《本输》无）**胆之原出于丘墟，胃之原出于冲阳，三焦之原出于阳池，膀胱之原出于京骨，大肠之原出于合谷，小肠之原出于腕骨。十二经皆以输为**

原者，何也？然：五藏输者，三焦之所行，气之所留止也。

大家在这一难可以看到，在第六十六难的描述中，其内容基本上和《灵枢·本输》是大致相同的，心的原（输）穴是大陵，而大陵是现在心包经的原（输）穴。在《灵枢·本输》中，称心为手少阴经，也就是说，在《本输》时期，并没有现在的手少阴心经。但《难经》里已经出现了现在的手少阴经，并称其为少阴，原（输）穴为兑骨，相当于神门，这和现在的手少阴经的原穴是神门是相同的，从第六十六难的描述看，手少阴心经还没有被定义为心的正经，还是沿袭了《本输》心的原穴是大陵，即现在的心包经是心的正经。但在这里已经不再称它为**手少阴经**了，因为少阴的原穴是兑骨，即神门穴。

我们再看第二十五难：

二十五难曰：有十二经，五藏六府十一耳，其一经者，何等经也？然：一经者，手少阴与心主别脉也。心主与三焦为表里，俱有名而无形，故言经有十二也。

这一难提出了问题：五脏六腑一共十一经，现在有了十二条经脉，多了一条经，是哪条经呢？就是手少阴经，这里的手少阴经和现在我们学习的手少阴经就是相同的了。

也是由于发现了这条经脉，中医学的经脉学说形成了由《本输》篇的十一条经脉，发展为《经脉》篇的十二条经脉系统，**从此心就分为手少阴心和手厥阴心包两个了**。三焦由《本输》的"孤之府"，发展为与手厥阴心包经相表里配合，而不再孤独。心主（包）和三焦，都有名而无形，因此心主（包）从此开始和三焦相表里，而不再和小肠相表里了。

在第十八难，则提出了和《经脉》篇一致的十二经表里配合，以及相应的脉位。

十八难曰：脉有三部，部有四经，手有太阴、阳明，足有太阳、少阴，为上下部，何谓也？然：手太阴，阳明金也；足少阴，太阳水也。金生水，水流下行而不能上，故在下部也。足厥阴，少阳木也，生手太阳、少阴火，火炎上行而不能下，故为上部。手心主，少阳火，生足太阴、阳明土，土主中宫，故在中部也。此皆五行子母更相生养者也。

这样，我们从《难经》的学习中，就总结出了一张和我们的传统脉诊脉位息息相关的内容。

脉位定位表见下：

脉位	左		右	
寸	心	小肠	大肠	肺
关	肝	胆	脾	胃
尺	肾	膀胱	三焦	心包

而以上十二经的表里配合和《灵枢·经脉》篇是一致的，即手少阴心和小肠相表里，手厥阴心包和三焦相表里。

看完《难经》，我们再来看另一本中医经典著作：《脉经》。

《脉经》是中医历史上一部关于脉诊的重要著作，由西晋的王叔和撰写于公元 3 世纪，一共 10 卷，它汇集了汉以前脉学之大成。其中选录了《黄帝内经》《难经》《伤寒论》《金匮要略》及扁鹊、华佗等有关脉学的论述，阐析脉理、脉法，结合临床实际，详辨脉象及其主病。在整个中医诊断学中有着举足轻重的地位。《脉经》虽然成书晚于《难经》，但在书中，我们可以看到，作者王叔和仍然沿袭了《灵枢·本输》的理论体系，**即，仍然是以现在的手厥阴心包经为心的正经，并和小肠相表里。**

在《脉经》中记载：

左手关前寸口阳绝者，无小肠脉也。苦脐痹，小腹中有疝瘕，王月（王字一本作五）即冷上抢心。刺手心主经，治阴。心主在掌后横理中（即太陵穴也）。

左手关前寸口阳实者，小肠实也。苦心下急痹（一作急痛）。小肠有热，小便赤黄。刺手太阳经，治阳（一作手少阳者，非）。太阳在手小指外侧本节陷中（即后溪穴也）。

左手关前寸口阴绝者，无心脉也。苦心下毒痛，掌中热，时时善呕，口中伤烂。刺手太阳经，治阳。

左手关前寸口阴实者，心实也。苦心下有水气，忧恚发之。刺手心主经，治阴。

因此，可以据《脉经》中的记述总结出脉位定位表：

脉位	左		右	
寸	心包	小肠	大肠	肺
关	肝	胆	脾	胃
尺	肾	膀胱	膀胱（三焦）	肾

在《脉经》中，"心与小肠相表里"，从上面的引文中来看，这里的"心"是相当于现在的手厥阴心包经。**由此可见，王叔和并没有十二经的脉诊传承，他在书中保留的是《本输》篇的十一经的脉诊传承。**

综上所述，现在我们学习的中医学里都是完整的十二经脉体系，可是由于上述的历史原因，**心和心包**的定义一直以来都混淆不清，以至于在我们的教科书《中医基础理论》中也出现了含糊其词的描述。纵观上面经典中关于"心"的记载，我们就能清晰它的发展过程和源流了。

上面的内容，通过对大家熟知的经典进行深入阅读和比较，把"心经"和"心包经"的历史源流先梳理了一遍，这是我们讲解泻心汤分类及应用需要清楚的**第一个理论知识点**。下面是涉及的第二个理论知识点。

第三节

中医经典重要著作《辅行诀》与《伤寒论》关联的几点探讨

我们上面提出了关于泻心汤的分类，《伤寒论》是按照"证"来归类的。但是如果从传统脉法的角度来分析这组组方，就会是完全不同的分类，而且我在临床实践中应用以后，发现以"脉"为主的分类方式更为实用。为了把这个分类讲清楚，在这里，就要涉及**第二个重要的理论知识点**：给大家提出一本重要的中医经典著作：**《辅行诀五脏用药法要》**。

随着我的传统脉诊在中医临床应用中的不断深入，我个人非常赞同，**《辅行诀五脏用药法要》**这本经典著作在中医历史上的重要的地位和对临床的指导作用，绝不亚于《伤寒论》。遗憾的是，这本中医历史上重要的著作，很多现代中医人其实是不熟悉的，这就和它的历史流传有很大的关系了。

《辅行诀五脏用药法要》简称**《辅行诀》**，作者疑为陶弘景，推测可能是1400多年前魏晋南北朝时期的中医著作，在唐朝之后失传。因为近代敦煌文物的发现而重见天日，成为了解中医早期发展的重要参考文献之一。此书为陶弘景收集传统的中医方剂，以道家思想重新整理，以**五脏补泻原理**编写而成书的。其中收录的许多方剂都来自现已失传的《汤液经法》一书。

◆《辅行诀》原稿的发现，是1907年法国探险家伯希和在敦煌莫高窟发现许多古书卷，准备偷运回法国，委由看守莫高窟道士王圆箓装箱。王道士随意抽出一卷医书暗藏，此卷即为《辅行诀五脏用药法要》。

◆ 1918年，时任湖北军马总督察，兽医师张渥南自王道士手中购得此卷。

◆ 40年后的1966年，传于其嫡孙，河北威县章台镇村中医师张大昌医生手中，原书在"文革"期间被毁。所幸书稿由张医生多年记诵并与其两位弟子范志良、王子旭抄录的副本对照，才使这一孤本医书免做广陵散之憾。

◆ 1976年，张医生向中国中医研究院（现为中国中医科学院）献书。

◆ 直至1988年，经时任中国中医研究院（现为中国中医科学院）副院长王雪苔互勘和厘定，《辅行诀》校定本才收入中医文献专家马继兴主编的《敦煌古医籍考释》一书中，正式公之于世。自此，才引起中医后学的广泛重视和研究。

它的内容，有助于了解《伤寒论》方剂的来源与早期中医的发展，对于学习和应用《伤寒论》有极大的参考价值（以上关于《辅行诀》发现及传播的内容摘要，来源于2016-12-02《中国中医药报》刘嵩隐发表文章：《〈辅行诀脏腑用药法要〉争议与探究》）。

《汤液经法》，成书于汉代以前，是一部以道家思想为指导的中医经典著作，但原书已经失传，相传作者是伊尹。该书所表达的主要医学宗旨是道家着重养生的思想，重在服食补益和养生延年。该书对于《伤寒杂病论》有极大的影响。可以说是奠定了中医方剂学的基础，

《汉书》〈艺文志〉中记载了《汤液经法》，并将其归于经方派。内容主要是以方剂为主。根据历代学者考据，《伤寒论》中许多方剂都源于此书。可惜该书在唐代之后失传，因此使得历代医家皆忽略了本书的重要性。幸得《辅行诀》的保存和传世，才使我们可以一窥《汤液经法》的精髓。

在皇甫谧所撰《针灸甲乙经》的序文中记述："伊尹以亚圣之才，撰用《神农本草》以为《汤液》，仲景论广伊尹《汤液》为数十卷，用之多验。近代太医令王叔和撰次仲景，遗论甚精，皆可施用。"

《伤寒论》是源自《汤液经法》的，而《辅行诀》也源自《汤液经法》，因此研读《辅行诀》，非常有助于了解《伤寒论》方剂的来源，对于学习和应用《伤寒论》有极大的参考价值。

两书相比较，有很多共同之处。比如：

《伤寒论》中的记载	《辅行诀》中同样方剂的记载
四逆汤	小泻脾汤
理中汤	小补脾汤
桂枝汤	小阳旦汤
黄芩汤	小阴旦汤
黄芪建中汤	大阳旦汤
小柴胡汤	大阴旦汤
麻黄汤	小青龙汤
小青龙汤	大青龙汤
白虎汤	小白虎汤
竹叶石膏汤	大白虎汤
黄连阿胶鸡子黄汤	小朱鸟汤
真武汤	小玄武汤

在《辅行诀》中，方剂的命名都是和道家的相关术语有关联的。

在《辅行诀》中记载：

隐居曰：外感天行之病，经方之治，有二旦、六神大小等汤。昔南阳张机，依此诸方，撰《伤寒论》一部，疗治明悉，后学咸尊奉之。山林僻居，仓卒难防，外感之疾，日数传变，生死往往在三五日间，岂可疏忽。若能深明此数方者，则庶无蹈险之虞也，今亦录而志之。

弘景曰：阳旦者，升阳之方，以黄芪为主；阴旦者，扶阴之方，以柴胡为主；青龙者，宣发之方，以麻黄为主；白虎者，收重之方，以石膏为主；朱鸟者，清滋之方，以鸡子黄为主；玄武者，温渗之方，附子为主。此六方者，为六合之正精，升降阴阳，交互金木，即济水火，乃神明之剂也。张玑撰《伤寒论》，避道家之称，故其方皆非正名，但以药名之，以推主之义也。

由上面引文可见，《伤寒论》和《辅行诀》应该都是源于《汤液经法》的。不同之处在于：

◇ 《伤寒论》是以**六经为纲**来论述疾病的发生和传变规律；

◇ 而《辅行诀》仍然沿用**五行规律**来阐述五脏的虚、实、补、泻。

通过对《辅行诀》一书的阅读和研究，我们可以从**"五行五脏"**这个角度，来进一步学习和掌握《伤寒论》的处方，从而加深对经方的理解。对于提高临床中经方的使用，有着非常重要的帮助。

上面我们把关于"泻心汤方"分类和临床使用的两个知识点都先讲完了。

◇ 第一个知识点，通过对于各经典著作的纵向比较阅读，我们知道了在中医体系中，**"心"**分为两个，一个是手少阴心，一个是手厥阴心包。

◇ 第二个知识点，在《辅行诀》中，对于**"心"**的虚实补泻也是分为两种的，并在其中详细论述了手少阴心和手厥阴心包的虚实和补泻。

下面我们来看看《辅行诀》中关于"心"和"心包"的相关论述：

◇ **辨心包络病证文并方**

又心包气实者，受外邪之动也，则胸胁支满，心中澹澹然大动，面赤目黄，善笑不休；虚则血气少，善悲，久不已，发癫仆。

小泻心汤：

治胸腹支满，心中跳动不安者方

黄连　黄芩　大黄各三两

上三味，以麻沸汤三升，渍一食顷，去滓，顿服。

大家可以看到：《辅行诀》中关于治疗"心包"病的小泻心汤和《伤寒论》中的大黄黄连泻心汤组成是完全相同的，只是剂量有所差别。

大泻心汤：

治心中冲怔不安，胸膺痞懑，口中苦，舌上生疮，面赤如新妆，或吐血，衄血，下血者方。

黄连　黄芩　芍药各三两　干姜（炮）　甘草（炙）　大黄各一两

上六味，以水五升，煮取二升，温分再服，日二。

这里的大泻心汤是在小泻心汤的基础上加减而来，其主治："舌上生疮，面赤如新妆，或吐血，衄血，下血者"。可以看出，都是临床上大黄黄连泻心汤的主证。

在《金匮要略》中，关于"泻心汤"的记述很简略，"心气不足，吐血，衄血，泻心汤主之。"

而在《辅行诀》中的论述就较为详细，并分为小、大两种泻心汤。合并两个方子的主治："治胸腹支满，心中跳动不安，口中苦，舌上生疮，面赤如新妆，或吐血，衄血，下血者"。

比较两者的论述，应该是治疗同一类病症的。由此可见，大黄黄连泻心汤，也叫泻心汤，是真的和"心"有关联的。

在中医学完善的传统概念中，心有两个，分别是**心和心包**，十二经络中分别对应**手少阴心经和手厥阴心包经**。由于《伤寒论》的分类方式，虽然有心和心包的相关治疗方剂，但是并没有明确清晰地提出来，但是在《辅行诀》里，就明确指出了：

又心包气实者，受外邪之动也，则胸胁支满，心中澹澹然大动，面赤目黄，善笑不休；虚则血气少，善悲，久不已，发癫仆。

所以，在此处的泻心汤，是泄"心包"实热的。也就是说：大黄黄连泻心汤，是泄心包实热的处方。

我们再看，在《辅行诀》中两种补心汤：其中补心包的，有小、大两种补心汤。

小补心汤：

治血气虚少，心中动悸，时悲泣，烦躁，汗自出，气噎，不欲食，脉时结者方。

代赭石（烧赤，以酢淬三次打） 旋覆花 竹叶各三两 豉一两

上方四味，以水八升，煮取三升，温服一升，日三服。

怔惊不安者，加代赭石为四两半；烦热汗出不止者，去豉，加竹叶至四两半，身热还用豉；心中窒痛者，加豉至四两半；气苦少者，加甘草三两；心下痞懑，不欲食者，加人参一两半；胸中冷多唾者，加干姜一两半；咽中介介塞，加旋覆花至四两半。

大补心汤：

治心中虚烦，懊怵不安，怔忡如车马惊，饮食无味，干呕，气噎，时多唾涎，其人脉结而弱者。

代赭石（烧赤，入酢中淬三次打） 旋覆花 竹叶各三两 豉 人参 甘草（炙） 干姜各一两

上方七味，以水一斗，煮取四升，温服一升，日三夜一服。

小、大补心汤的主治合并是：

治血气虚少，心中动悸，懊怵不安，怔忡如车马惊，饮食无味，干呕，时悲泣，烦躁，汗出，气噎，时或多唾，脉[时]结者。主药是旋覆花和代赭石。

看了上面的方子，大家是不是觉得似曾相识？是的，在《伤寒论》第

161 条：

伤寒发汗，若吐，若下，解后，心下痞硬，噫气不除者，旋覆代赭石汤主之。

旋覆代赭石汤方：旋覆花三两　人参二两　生姜五两，切，　半夏半升，洗　代赭石一两　大枣十二枚，擘　甘草三两炙。

这段引文是《伤寒论》中关于**旋覆代赭汤**一方的记载。其主药也是旋覆花和代赭石，主治是"心下痞硬，噫气不除"。而在记载内容上，较《辅行诀》中的记载简略很多。但是通过比较两者的论述得知，两者记载的药方和主治应该是一致的，可以互相参考。

通过以上的引文说明和对比，现在就比较清楚了，在治疗的时候，如果是：

◇ **心包实的病症，就可以用大黄黄连泻心汤进行治疗；**

◇ **心包虚的病症，就可以用旋覆代赭汤来进行治疗。**

这样使用起来就能分得很清楚，而实际使用效果也确实是效如桴鼓、立竿见影的。

下面是在《辅行诀》中，关于"手少阴心"的虚、实、补、泻的论述。虽然方名相同，可是治疗的却是"心"而不是"心包"的疾病了。

心病者，心胸内支痛，胁下支满，膺背肩胛间痛，两臂内痛。虚则胸腹胁下与腰相引而痛。取其经手少阴、太阳及舌下血者，其变刺郄中血者。

小泻心汤：

治心中卒急痛，胁下窒满，气逆攻膺背肩胛间，不可饮食，饮食反笃者。

龙胆草　栀子各三两（打）　戎盐如杏子大三枚（烧赤）

上三味，以酢三升，煮取一升，顿服。少顷，得吐则瘥。

大泻心汤：

治暴得心腹痛，痛如刀刺，欲吐不吐，欲下不下，心中懊恼，胁背胸支满，腹中迫急者方：

龙胆草　栀子各三两（打）　苦参　升麻各二两　豉半升　戎盐如杏子大五枚

上六味，以酢六升，先煮上五味，得三升许，去滓。内戎盐，稍煮待消已，取二升半，服一升。当大吐，吐已必自泻下，即瘥（一方无苦参，有通草二两）

看完上文《辅行诀》中的引文，熟悉《伤寒论》的大家，是不是又一次觉得非常熟悉？是的，**该处泻心汤的主药是龙胆草和栀子。其中大泻心汤中有豆豉。栀子和豆豉合用，这正是《伤寒论》中的栀子豉汤的处方用药。**

《伤寒论》：

第 76 条：发汗后，水药不得入口，为逆，若更发汗，必吐下不止。发汗吐下后，虚烦不得眠，若剧者，必反复颠倒，心中懊憹，栀子豉汤主之。若少气者，栀子甘草豉汤主之。若呕者，栀子生姜豉汤主之。

栀子豉汤方：栀子十四枚（擘）　香豉四合（绵裹）

上二味，以水四升，先煮栀得二升半；内豉，煮取一升半，去滓，分为二服，温进一服。（得吐者，止后服）。

第 77 条：发汗，若下之，而烦热，胸中窒者，栀子豉汤主之。

第 78 条：伤寒五六日，大下之后，身热不去，心中结痛者，未欲解也，栀子豉汤主之。

在《伤寒论》中，栀子豉汤的主证是：虚烦不得眠，必反复颠倒，心中懊憹，烦热胸中窒者，心中结痛者。都是心和胸中的不适。

在《辅行诀》中，大小泻心汤的主证是：

小泻心汤：心中卒急痛，胁下窒憹，气逆攻膺背肩胛间，不可饮食，饮食反笃者。

大泻心汤：治暴得心腹痛，痛如刀刺，欲吐不吐，欲下不下，心中懊憹，胁背胸支满，腹中迫急者方。

从上述二者的比较来看，《伤寒论》中记载的栀子豉汤应该就是《辅行诀》中记载的泻心汤。这里的"心"，指的就是手少阴心。

而在《辅行诀》中针对"心"的小、大补心汤如下：

小补心汤：

治胸痹不得卧，心痛彻背，背痛彻心者方：

瓜蒌一枚（捣）　薤白八两　半夏半升（洗，去滑）

上三味以白截浆一斗，煮取四升，温服一升。

大补心汤：

治胸痹，心中痞满，气结在胸，时时从胁下逆抢心，心痛无奈何方。

方：

瓜蒌一枚（捣）　薤白八两　半夏半升（洗，去滑）　枳实（熬）二两厚朴（炙）二两　桂枝二两

上六味，以白截浆一斗，煮取四升，每服二升，日再。

此处的**小补心汤**，相当于《金匮要略·胸痹心痛短气病脉证治》中所记载的"瓜蒌薤白半夏汤"：

四、胸痹不得卧，心痛彻背者，瓜蒌薤白半夏汤主之。

瓜蒌实一枚（捣） 薤白三两 半夏半升 白酒一斗。

上四味，同煮，取四升，温服一升，日三服。

大补心汤相当于《金匮要略·胸痹心痛短气病脉证治》中所记载的"枳实薤白桂枝汤"：

五、胸痹心中痞气，气结在胸，胸满，胁下逆抢心，枳实薤白桂枝汤主之，人参汤亦主之。

枳实薤白桂枝汤：

枳实四枚 厚朴四两 薤白半斤 桂枝一两 瓜蒌一枚（捣）。

上五味，以水五升，先煮枳实、厚朴，取二升，去滓，内诸药，煮数沸，分温三服。

人参汤方：

人参 甘草 干姜 白术各三两。

上四味，以水八升，煮取三升，温服一升，日三服。

由此比较可见：

◆《辅行诀》中的小补心汤就是《金匮要略》中记载的**瓜蒌薤白半夏汤**。

◆《辅行诀》中的大补心汤就是《金匮要略》中记载的**枳实薤白桂枝汤**。

总结于下表就是：

泻**心包实**的药方	大黄黄连泻心汤
补**心包虚**的药方	旋覆代赭汤
小补**心**汤方	瓜蒌薤白半夏汤
大补**心**汤方	枳实薤白桂枝汤
泻**心**汤方	栀子豉汤

到此为止，我们就从理论部分回答了本章开篇提出的两个问题。

仲师在著述《伤寒论》的时候，以"证"为主来论述六经的病证和治疗，突破了五行补泻的限制，将经方重新分类。现在，我经由传统脉诊诊断指导下的临床运用结果，依从《辅行诀》的记载，又回到药方原始的五行补泻分类上，并理清了**栀子豉汤和瓜蒌薤白白酒汤**，以及**大黄黄连泻心汤和旋覆代赭汤**的内在联系。这几个药方归类的厘清，大大方便了临床有的放矢地使用并且极大地提高了临床疗效。

看到这里，大家应该对于"泻心汤组方"的理、法、方、药都和我一样完全清楚明白了，**剩下的关键点就是找到和经典应用相应的手少阴心和心包的脉位，从脉象上直接判断它们的虚、实、寒、热，这样一来，就可以直接按脉予以治疗并取得预期的疗效。**

关于心和心包经脉位的定位，我们在上面有提到，现在再专门提出来讲解，经典中的定位如下：在《难经》中的定位：

脉位	左		右	
寸	**少阴心**	小肠	大肠	肺
关	肝	胆	脾	胃
尺	肾	膀胱	三焦	**厥阴心包**

按照《难经》中记载的定位：手少阴心在左寸，心包在右侧尺脉。

在《脉经》中的定位：

脉位	左		右	
寸	**心包**	小肠	大肠	肺
关	肝	胆	脾	胃
尺	肾	膀胱	膀胱(三焦)	肾

按照《脉经》中记载的定位：这里的心是相当于现在的手心主厥阴经，即心包经。因此，**在《脉经》的传承中，是没有手少阴心的定位的。**

在上文第一个知识点中，我们已经知道，在《难经》中，已经是按照十二经来定位了，比《脉经》中的定位要清晰和完整，可是在临床实践中，我发现，如果用"右尺"来判断"心包"的病变，指导临床用药的话，并不好用。相反，如果用该脉位来判断"命门"的虚实，却很接近临床实际情况。这样一来，实际有临床使用价值的脉位就和《脉经》的记载是一致的了。因此，**《难经》中的心包，应该指示的是命门的相火，并不是心包本身。**那么到底**心包应该在哪定位呢？**我们再来看《素问·脉要精微论》中的脉位：

尺内两傍，则季胁也，尺外以候肾，尺里以候腹中。中附上，左外以候肝，内以候膈；右外以候胃，内以候脾。上附上，右外以候肺，内以候胸中；左外以候心，内以候膻中。前以候前，后以候后。上竟上者，胸喉中事也；下竟下者，少腹腰股膝胫足中事也。

脉位	左		右	
寸	**心**	膻中	胸中	肺
关	肝	膈	脾	胃
尺	肾	腹	腹	肾

《素问·灵兰秘典论》

黄帝问曰：愿闻十二藏之相使，贵贱何如。岐伯对曰：悉乎哉问也，请遂言之。心者，君主之官也，神明出焉。肺者，相傅之官，治节出焉。肝者，将军之官，谋虑出焉。胆者，中正之官，决断出焉。膻中者，臣使之官，喜乐出焉。脾胃者，仓廪之官，五味出焉。大肠者，传道之官，变化出焉。小肠者，受盛之官，化物出焉。肾者，作强之官，伎巧出焉。三焦者，决渎之官，水道出焉。膀胱者，州都之官，津液藏焉，气化则能出矣。

此处的引文中，"膻中者，臣使之官，喜乐出焉"应该就是"心包"。按照《素问》的观点，心包在左寸部。

因此综合《难经》《脉经》和《素问》记载的脉位，经过大样本的临床实践，最后的临床使用脉位的定位如下：

脉位	左		右	
寸	少阴心	**小肠** （膻中 / 心包）	大肠（胸中）	肺
关	肝	胆（膈）	脾	胃
尺	肾	膀胱（腹）	三焦（腹）	命门

结合引文，从表中，大家就可以看到：**手少阴心和厥阴心包都是在左寸来定位的。**

这样一来，只要在**心包**的脉位，通过脉质判断出虚实，再结合患者的主证，就可以快捷而准确地辨证施治了。

心包脉实，证见胸腹支满，心中跳动不安，口中苦，舌上生疮，面赤如新妆，或吐血，衄血，下血者，方予**大黄黄连泻心汤**。

心包脉虚，证见血气虚少，心中动悸，懊侬不安，怔忡如车马惊，饮食无味，干呕，时悲泣，烦躁，汗出，气噎，时或多唾，脉[时]结者，方予**旋覆代赭汤**。

要特别说明的是，这里的大黄黄连泻心汤的脉位和《伤寒论》中记载的

"其脉关上浮者"是不同的。（第154条：心下痞，按之濡，其脉关上浮者，大黄黄连泻心汤主之。）

而在临床中，只要在**心**的脉位摸到实脉，并有主证：

心中卒急痛，胁下支满，气逆攻膺背肩胛间，不可饮食，饮食反笃者，暴得心腹痛，痛如刀刺，欲吐不吐，欲下不下，心中懊恼，胁背胸支满［腹中］迫急者。

就可以使用**栀子豉汤**或者用《辅行诀》的**泻心汤，即龙胆草和栀子**。也就是后世临床中常用的**龙胆泻肝丸**来进行治疗了。

通过上文的详细讲解，大家就知道，实际上，**龙胆泻肝丸是肝、心同泄的药方**。

龙胆泻肝汤方，出自《医方集解》引《太平惠民和剂局方》：

龙胆草（酒炒）　黄芩（炒）　栀子（酒炒）　泽泻　木通　车前子　当归（酒洗）　生地黄（酒炒）　柴胡　甘草（生用）

该方泻肝、胆经实火，清肝经湿热。治肝胆实火引起的胁痛，头痛，目赤口苦，耳聋耳肿，以及肝经湿热下注引起的筋痿阴汗，小便淋浊，阴肿阴痛，妇女带下。

这个处方一直以来临床上都是作为"泄肝胆实火湿热"的。如果我们详细分析处方来看：

◆ 泄肝胆之热的，其实是柴胡和黄芩，即是柴胡汤。

◆ 龙胆草和栀子是泄心火的，即常用的"实则泄其子"用法。

◆ 木通，生地是导赤散，也是泄心经之热的。

从药物组成看龙胆泻肝汤，**泻心的药物多于泻肝的药物。因此，如果只是把它作为"泄肝"的处方来使用，就很大地局限了它的临床适用证，没有最大限度地发挥它应有的功效。**

下面我们再来讲解一下**补心汤方**：

《辅行诀》中的**小补心汤**就是《金要略》的**瓜蒌薤白半夏汤**；

《辅行诀》中的**大补心汤**就是《金匮要略》的**枳实薤白桂枝汤**。

在《金匮要略》中，还提到了使用补心汤的脉象：

《金匮要略·胸痹心痛短气病脉证治》：三、胸痹之病，喘息咳唾，胸背痛，短气，寸口脉沉而迟，关上小紧数。

即"寸口脉沉而迟，关上小紧数"这个脉象的描述，后世医家经常认为是错简。比如：

任应秋医生在《中医脉学十讲》就本条的论述是：

胸痹包括肋间神经痛及胃神经痛，惟其所述脉搏太复杂，而且迟数并见，这是不足取信的，按其症状，脉搏或多为沉紧。

胡希恕医生《经方传真》中对本条的论述是：

寸口以候胸中，今关脉沉而迟，知为胸中气虚。关上以候心下，今关上小紧弦，知为心下寒饮盛，寒饮乘虚逆迫于胸中，因致喘息咳唾，胸背痛而短气，此胸痹之病，宜以瓜蒌薤白白酒汤主之。

按：心一动则三部脉皆动，寸关尺可有形象的不同，但绝无至数的互异。若寸脉迟，关上亦不可能数，数当是弦之误，宜改之。

对于胸痹的脉象，一般来说都是如上述任老和胡老这样的认识。那么《金匮要略》中，胸痹的脉象描述，是不是真的是错简呢？

《金匮要略》对于胸痹的判断，是从**寸脉**和**关脉**两者的脉象来判断的。

首先是寸脉，**这里的寸脉应该是手少阴心的脉位**。在心脉上，脉象是沉而迟。沉脉，应该没有疑问，标准的沉脉是在筋层或是骨层。心脉的正常脉位是在血层，因此，只要在血层以下都算是沉脉。

现在矛盾的焦点，应该是对迟脉和数脉的认识。如果认为：

"迟"是迟数的迟，即一息三至。关脉的"数"，是迟数的数，即一息六至。寸脉是一息三至，同时关脉是一息六至，这种情况，确实是不符合临床实际情况的。也正是基于此，很多医家认为《金匮要略》中关于这部分的记述是错简。**但是，如果掌握了传统脉诊，并在临床中摸到过胸痹的脉象，就会知道，这样的描述非常的贴切和形象，就不会再有这样的疑问了。**为什么这么说呢？

胸痹的脉象：是"寸口脉沉而迟，关上小紧数"，**这里的迟、数其实是和心跳的至数无关的，而是对于手感的真实描述。这里的"迟"，实际上是表述的一种指感，是在说"涩脉"。**

我们来看一下脉学著述中对于"涩脉"的描述：

《脉经》中对涩脉的描述：**细而迟，往来难且散，或一止复来。**

《濒湖脉学》中对涩脉的描述：**细迟短涩往来难，散止依稀应指间。如雨沾沙容易散，病蚕食叶慢而艰。**

大家可以看出，实际上，传统脉诊中，对于**涩脉**描述中的"迟"，并不是一息三至的迟，而是对于**往来坚涩**的一种手感的描述，和至数是无关的。

而"关上小紧数"的**数**，也不是一息六至的**"数"**，而是对于**紧脉**手感的描述。

在《脉经》中的紧脉："数如切绳状"。这里使用了**数**，同样也是指**紧脉**指下的感觉，和至数并没有关联。

如果我们从**指感**去理解关于胸痹的脉象，就会发现，那样的描述完全没有矛盾，相反的，在记述的时候用了"迟、数"对比，更能凸显**寸脉的涩脉**和**关脉的紧脉**的强烈反差，给医者留下深刻的影响。而这样形象的描述，就非常有利于医生的诊断和用药了。

写到这里，**关于心脉虚的诊断也就很清晰了：心脉沉涩，关脉小紧。**

◇ 主证见胸痹不得卧，心痛彻背，背痛彻心者，方用瓜蒌薤白半夏汤；

◇ 主证见胸痹，心中痞满，气结在胸，时从胁下逆抢心，心痛无奈者，方用枳实薤白桂枝汤。

通过上文对各个知识点的一层层厘清，希望大家可以明晰关于**手少阴心和手厥阴心包虚、实的诊断和治疗**。

回到我们本章最初提出的两个论题，通过论述，也就说明了：

◇ **大黄黄连泻心汤方确实是和心有关。**

半夏泻心汤，生姜泻心汤，甘草泻心汤，是一类处方，传统对于这类药方的认识在上文也已经讲过。半夏泻心汤中的黄芩和黄连应该就是清胃热的；方中的干姜、炙甘草、人参、大枣是健脾的。**上述的认识，一直以来都是大家公认的观点。然而从传统脉诊角度分析，结果并不相同。它们是属于少阳，是和解的处方。**

	共同点	不同点	治疗区别点
半夏泻心汤	半夏半升 人参三两 大枣十二枚 黄芩三两 黄连一两	干姜三两　炙甘草三两	胃热肠寒或是胃热脾虚的病症。寒热并用，调和脾胃
生姜泻心汤		干姜一两　炙甘草三两　生姜四两	水气较多的病症，减了干姜，加上生姜温胃化饮
甘草泻心汤	主治心下痞满有关的疾病	干姜三两　炙甘草四两	加了甘草，加强益气健脾功效

理论阐述告一段落，下面通过病例的详细分析，来帮助我们进一步认清这个问题。

病例 5-1	沈某 女 62 岁

主诉、主证及既往病史	鼻敏感，眼睑下垂，食后腹胀，吞咽慢，便秘，排便无力，舌尖痛，舌红苔黄。血糖升高 10 年。高血压史

脉诊结果	左外	左内	右内	右外
整手脉	阴弦		阴弦	
寸	弦实涩	弦浮	弦实	浮弦
关	弦	弦	革	浮弦
尺	弱	弦涩	浮弦	洪

该病例，使用半夏泻心汤进行治疗，疗效显著。

通过脉诊结果的病机分析：

◆ 患者脾虚症状明显，眼睑下垂，食后腹胀，吞咽慢，脾脉革，诊断为**脾虚寒**，这是没有疑问的；

◆ 舌红，苔黄，热象十分显著。那这个**热**是哪个脏腑来的呢？一般而言，使用半夏泻心汤的病机是胃热脾寒，这个病例真的是胃热吗？

◆ 胃脉浮弦：提示**胃虚寒**，因此胃热的说法在这个病例是不支持的；

◆ 总脉阴弦：说明病在厥阴；但肝脉弦，并不虚，因此**不符合厥阴病**的诊断；

◆ 大肠脉实：说明有**胃家实的阳明病**。

由此判断热象是来自大肠，而且是实热，舌红苔黄的症状也是支持大肠实热的；

◆ 心脉实：提示心火旺，证见舌尖痛。

根据上面的分析，总脉弦，说明患者的疾病一定和肝、胆相关，那么她到底是厥阴病还是少阳病呢？如果是少阳病，总脉应该是阳弦，如果是厥阴病，肝脉应该为革、虚脉，现在从脉诊结果看，两者都不符合。

其实，**这些脉象和症状正是半夏泻心汤的特点**。一方面，因为肝脉弦而不虚，病在少阳；另一方面，总脉为阴弦，又和厥阴病的阴弦相似。因此选用了半夏泻心汤方加减进行治疗。治疗后疗效显著。这正说明了半夏泻心汤方虽然也是和解少阳的处方，但又不是用于治疗典型的少阳病。也正因为此，仲师才会在《伤寒论》第149条中记述："柴胡不中与之，宜半夏泻心汤"。在此处，方中的黄芩和黄连的功效是用来清少阳郁热的。

半夏泻心汤的治疗病机应该是少阳不和，胆热脾寒，而不是胃热肠寒或是胃热脾寒的疾病。

通过详细的病例分析，大家就知道，该病例是一个在**胆热脾寒的病机基础上，合病了大肠实热的阳明病以及心火旺的疾病。**

从大量的临床实际案例观察来看，**半夏泻心汤、生姜泻心汤以及甘草泻心汤组方，实际上都是属于和解少阳的处方，总的治疗病机，是胆热脾寒，其总脉阴弦，因此在这类疾病治疗的时候，是不能使用柴胡汤类方的。**

病例 5-2	江某 男 45岁			
主诉、主证及既往病史	眠差易醒,口疮反复发作,口气大,吞咽困难,嗳气,反酸,咽痒喜咳,后背痛,手抖,舌红,苔白			

脉诊结果	左外	左内	右内	右外
整手脉	阴弦		阴弦	
寸	弦	弦实	弦实	弦
关	弦洪	洪弦	浮弦	浮弦
尺	弦	弦	弦	弦动

传统脉诊结果分析：

◇ 总脉为阴弦，肝脉弦洪，胆脉洪弦：阴弦，病在肝，但是肝脉并不虚寒，反而脉弦洪，是有肝热，胆脉浮弦，为胆热。肝胆俱热。

◇ 总脉阴弦，脾脉浮弦，为脾虚寒，诊断为少阳病，属于胆热脾寒的半夏泻心汤证，证见吞咽困难，嗳气；

◇ 小肠脉实，小肠脉位也是膻中，即心包，在这里是提示心包脉实，为心包实热，证见口疮反复发作，口气大，眠差易醒；

◇ 大肠脉弦实，大肠脉位也是胸中，脉弦实，为热与水互结的结胸证，证见咽痒喜咳，后背痛；

◇ 胃脉浮弦，为胃虚寒，证见反酸。

总的病机是胆热脾寒的少阳病，伴有胃虚寒，心包实热，以及水热互结的结胸证。

病例 5-3　范某　男　40 岁

主诉、主证及既往病史	胸闷,后背冷痛,左臀、膝冷痛,喜太息,右胁时痛,下午腹胀,大便溏,舌红苔白,边齿痕。既往病史:血脂高

脉诊结果	左外	左内	右内	右外
整手脉	阴弦 迟		阴弦 迟	
寸	沉弦涩	弦	弦	弦
关	洪	洪弦	革	革
尺	浮弦	弦实涩	浮弦	洪

传统脉诊结果分析:

◇ 总脉阴弦而迟,肝脉洪,胆脉洪弦,脾脉革:为胆热脾寒的半夏泻心汤证,证见喜太息,右胁时痛,下午腹胀,大便溏;

◇ 膀胱脉实涩:为热与血互结的膀胱蓄血证,证见左臀膝冷痛;

◇ 心脉沉涩:为心虚,胸阳不振,为胸痹,证见胸闷,后背冷痛;

◇ 胃脉:为胃虚寒。

总的病机是胆热脾寒的少阳病,伴有膀胱蓄血证,胃虚寒证和胸痹证。

病例 5-4　钟某　女　45 岁

主诉、主证及既往病史	嗳气多,荨麻疹反复发作多年,需要服用抗过敏西药控制症状,便秘,眠浅易醒,舌红,少苔,裂纹多

脉诊结果	左外	左内	右内	右外
整手脉	阴弦 数		阴弦 数	
寸	弦实	弦实	弦实	弦实
关	弦	洪弦	浮弦	弦
尺	弱	弦	弦	弱

荨麻疹,是一种很常见的皮肤病,会使病人的皮肤出现极痒的膨疹,有如蚊子叮了一般的肿块,虽然可以自行消退,但常反复发生,来去有如风一般,故又俗称"风疹"。疾病于短期内痊愈者,称为急性荨麻疹。若反复发作达每周至少两次并连续 6 周以上者称为慢性荨麻疹。荨麻疹的病因非常复杂,约 3/4 的患者找不到原因,特别是慢性荨麻疹,西医认为常见原因主要

有：食物及食物添加剂、吸入物过敏、感染；药物过敏；物理因素如机械刺激、冷热、日光等；昆虫叮咬；精神因素和内分泌改变；遗传因素等。

该患者属于慢性荨麻疹，西医认为不能根治，一直服用抗过敏的西药控制症状。

该病中医属于瘾疹，病因病机分为外感和内伤两种。外感包括风寒和风热两种；内伤包括脾胃湿热，气血亏虚，冲任不调等。传统的治疗方案见下：

◆ 风寒束表，风团色白，遇风寒加重，得暖则减，口不渴；舌质淡，苔白，脉浮紧。方用桂枝麻黄各半汤。

◆ 风热犯表，风团鲜红，灼热剧痒，遇热则皮损加重；伴发热恶寒，咽喉肿痛；舌质红，苔薄白或薄黄，脉浮数。方用消风散。

◆ 脾胃湿热，证见脘腹疼痛，神疲纳呆，便秘或泄泻，舌红，苔黄腻，脉滑数。方用防风通圣散或茵陈蒿汤。

◆ 气血两虚，风疹反复发作，延续数月或数年，劳累后加重，神疲乏力，脉濡细。方用八珍汤。

◆ 冲任不调，常在月经前发作，往往随着月经结束消失，常伴有痛经或月经不调，方用四物汤合二仙汤。

以上是中医和西医对于本病的认识和治疗。下面我们来借助传统脉诊来探究该患者真实的病机。

传统脉诊结果分析：

◆ 无浮紧脉：因此没有外感，属于内伤；

◆ 总脉弦数，弦为阴弦，肝脉弦，胆脉洪弦，脾脉浮弦：为胆热脾寒的半夏泻心汤证；

◆ 心脉实：为少阴心火旺盛；

◆ 小肠和大肠脉实：为胃家实的阳明病；

◆ 肺脉实：为肺实热；

◆ 肾和命门脉弱：为肾的阴阳两虚。

通过分析得知，患者的病机非常复杂，虚、实、寒、热同时存在，因此，如果只是按照传统的单一证型辨证论治，疗效势必有限，如果根据临床实际的脉诊结果诊断的病机予以针对性的组方治疗，疾病方可望痊愈。

病例 5-5　卢某 女 39 岁

主诉、主证及既往病史	子宫肌瘤多发,6 年前手术切除后又复发。月经周期正常,行经 7 天,前 3 天量大。头晕疲乏,咽痒喜咳,眠浅易醒,舌红,苔薄白

脉诊结果	左外	左内	右内	右外
整手脉	阴弦		阴弦	
寸	弦实	浮弦	弦实	洪
关	弦	洪弦	浮弦	浮弦
尺	弦	弦实涩	弦	浮弦

子宫肌瘤,中医属于癥瘕的范畴,主要病机是气滞血瘀,治疗用香棱丸、桂枝茯苓丸或大黄䗪虫丸等。

传统脉诊结果分析:

◇ 总脉阴弦,肝脉弦,胆脉洪弦,脾脉浮弦:为胆热脾寒的半夏泻心汤证;

◇ 胃脉浮弦:为胃虚寒;

◇ 命门脉浮弦:为肾阳虚;

◇ 心脉实:为少阴心火;

◇ 大肠脉实弦:为热与水互结的陷胸汤证;

◇ 膀胱脉实涩:为热与血互结的膀胱蓄血证。

其中膀胱蓄血,是子宫肌瘤的主要病机,其他都是次要病机。

病例 5-6　汪某 女 61 岁

主诉、主证及既往病史	食后腹胀,矢气多,体重减轻,目干口干,皮肤干,咽干,不喜饮水,入睡困难,遇冷则手指变白或紫绀的雷诺征,颈及腹股沟淋巴结肿大,鼻水倒流,舌深红,苔白中间剥苔。既往病史:子宫切除,甲亢,干燥综合征

脉诊结果	左外	左内	右内	右外
整手脉	阴弦		阴弦	
寸	弦实	弦实	弦实	弦实
关	弦	洪弦	弦浮	浮弦
尺	弦	弦实涩	弱	弱

患者口干、眼干、咽干、皮肤干燥，西医确诊为干燥综合征，属于全身性自体免疫性疾病，是临床中难治性疾病之一。对于这样的疑难杂症，脉诊就是探究其病因病机的有力工具。

传统脉诊结果分析：

◆ 总脉阴弦，肝脉弦，胆脉洪弦，脾脉浮弦：是胆热脾寒的半夏泻心汤证；

◆ 胃脉浮弦：为胃虚寒；

◆ 大肠、小肠脉实：为胃家实的阳明病；

◆ 心脉实：为少阴心火旺；

◆ 肺脉实：为肺实热；

◆ 命门脉弱：为肾阳虚。

从脉诊结果分析看，该患者的病机非常复杂，而主要的病机是胆热脾寒的少阳病，合病了胃虚寒的胃家实的阳明病。

病例 5-7　戴某 女 43 岁

主诉、主证及既往病史	失眠易醒，夜尿频，口苦口干，夜晚明显，左半身麻木，上睑肿，左胁压痛，咳痰多，吐痰有血，乳房胀痛，舌红苔白厚。 既往病史：右乳腺癌 1 期，术后，左前臂脂肪瘤			
脉诊结果	左外	左内	右内	右外
整手脉	阴弦		阴弦	
寸	浮弦	沉弦	弦实	弦
关	弦洪	洪弦	浮弦	和缓
尺	浮弦	弦	弱	浮弦

该患者口干，口苦，胁痛，胸痛，失眠，脉弦，上述症状很容易让医生判断为少阳病，治疗方予柴胡剂。但是这个病例，虽然确实是少阳病，**但实际上却是一个胆热脾寒的半夏泻心汤证，是不能使用柴胡剂的。**

传统脉诊结果分析：

◆ 总脉阴弦，肝脉弦洪，胆脉洪弦，脾脉浮弦：诊断为少阳病，是一个胆热脾寒的半夏泻心汤证；

◆ 大肠实：为胃家实的阳明病；

◆ 肾和命门浮弦：为肾阴阳两虚。

治疗上，在半夏泻心汤方基础上加减治疗阳明病和肾阴阳两虚的药物就能取得理想的治疗效果。

病例 5-8　崔某 女 63 岁

主诉、主证及既往病史	面部湿疹 1 个月，鼻塞，喷嚏，口干，目干，头晕，疲乏，身痛，关节僵硬，阴痒多年，失眠。舌红，苔白，偏干。既往病史：甲状腺功能低下 20 年			
脉诊结果	**左外**	**左内**	**右内**	**右外**
整手脉	浮弦紧		革洪	
寸	浮弦紧	浮弦紧	紧洪	革
关	弦洪	弦洪	革	革
尺	弦	浮弦紧	革	洪

湿疹的主要病机是风、湿、热阻于皮肤所致，伴随的其他病症也很复杂，应该怎样入手呢？

传统脉诊结果分析：

◆ 左总脉浮弦紧，右总脉革洪：浮紧主伤寒，首先应从太阳伤寒入手；

◆ 肝胆脉弦洪，脾肺脉革：为脾寒胆热的半夏泻心汤证；

◆ 胃脉革：为胃虚寒；

◆ 三焦脉革：为三焦虚寒。

本病人的湿疹病机，为风、湿、热。风为太阳中风；湿为脾胃虚寒，虚寒生内湿；热为肝胆之热。

病例 5-9　任某 男 85 岁

主诉、主证及既往病史	双小腿双手麻木六个月，双下肢无力，走路不稳，便秘，两三日一行，舌红，苔黄厚，无其他不适，腰和脑 CT 无异常，既往病史高血压。西医专科诊断为干燥综合征，具体的报告不详			
脉诊结果	**左外**	**左内**	**右内**	**右外**
整手脉	浮弦紧缓		紧洪	
寸	浮弦紧	浮紧缓	紧实	浮弦紧

脉诊结果	左外	左内	右内	右外
关	阴弦	弦洪	革	洪
尺	弦	浮弦紧	革	缓

此病中医属于痹证中肌痹的范畴。《素问·痹论》：

黄帝问曰：痹之安生。岐伯对曰：风寒湿三气杂至，合而为痹也。其风气胜者为行痹，寒气胜者为痛痹，湿气胜者为著痹也。

帝曰：善。痹或痛，或不痛，或不仁，或寒，或热，或燥，或湿，其故何也。岐伯曰：痛者，寒气多也，有寒故痛也。其不痛不仁者，病久入深，荣卫之行涩，经络时疏，故不通，皮肤不营，故为不仁。

岐伯曰：痹在于骨则重，在于脉则血凝而不流，在于筋则屈不伸，在于肉则不仁，在于皮则寒，故具此五者，则不痛也。

传统脉诊结果分析：

◆ 总脉左浮弦紧缓，右紧洪：浮紧缓为风寒湿邪，洪为阳明经热；

◆ 总脉弦，肝脉阴弦，脾脉革：为脾寒胆热的半夏泻心汤证；

◆ 大肠实：为胃家实的阳明病；

◆ 命门缓：为肾阳不足。

风、寒、湿三邪合而为痹，患者脾虚寒最为明显，内传于脾，形成肌痹而手足麻木不仁。有风、寒、湿邪，法当辛温散寒祛湿，但同时肝胆郁热，阳明燥热，又需要兼顾，方为妥当。

病例 5-10　陆某 女 48岁

主诉、主证及既往病史	腕关节、膝关节肿痛1年，胃痛，手足汗多，舌淡红，苔薄白，水滑。确诊类风湿关节炎，服用甲氨蝶呤、柳氮磺胺吡啶片、羟化氯喹1个月

脉诊结果	左外	左内	右内	右外
整手脉	浮 紧 阴弦		浮 紧 阴弦	
寸	浮弦紧	浮弦紧	紧洪	浮弦紧
关	弦洪	洪弦	浮弦	浮弦
尺	弦	弦	弱	弱

类风湿关节炎也属于自身免疫性疾病，西医认为主要是自体的免疫系统对自身的关节滑膜持续攻击，产生关节滑膜炎，这种免疫过程长期存在，导致关节逐渐僵硬、变形，功能严重受损，严重的患者，免疫系统还会对心、肺进行攻击，造成心肺损伤。

既然是免疫系统对自身攻击引起的病变，因此西医学主要的治疗原则就是免疫抑制，使用药物来抑制免疫系统，使其功能减弱，这样就可以延缓病变，临床症状就会得到缓解，但此法并不能根治疾病，只要停药，所有的症状不仅又会出现，而且还会不断有所加重，所以西医目前的治疗，只是延缓发病的程度和时间。

对于这样的疑难病，传统脉诊的优势就非常明显了，它可以帮助我们找寻隐藏的病机，进行最有效的治疗。

传统脉诊结果分析：

◈ 总脉浮弦紧：提示为风寒外感；

◈ 总脉阴弦，肝脉弦洪，胆脉洪弦，脾脉浮弦：为胆热脾寒的半夏泻心汤证；

◈ 大肠脉洪：为阳明经热；

◈ 胃脉浮弦：为胃虚寒；

◈ 命门脉弱：为肾阳虚。

从以上病机分析看，造成该患者关节病变的主要病机是太阳伤寒，伴有阳明经热，肾阳虚。针对这些病机，予方桂枝芍药知母汤就非常对症，由于还有少阳郁热，胃虚寒，只要随证加减即可。临床疗效就非常满意。

从脉诊结果来看，患者的脾肾虚寒，即正气不足，所以才会造成抗邪无力，寒邪久留，并深入于骨，在治疗时，针对此一病机，加强脾肾功能，提高正气，才能将寒邪推出体外。

我们从该病例罹患的类风湿关节炎，比较中医和西医对本病的治疗，不难发现，两个医疗体系的治疗方向完全不同。西医是抑制免疫功能，而中医是提振正气，也就是会加强免疫功能，两个完全相反的治疗思路，在临床症状上都会有效果，这样的情况如何解释呢？

这其中的主要原因是中医和西医的着眼点不同。

西医对于此病的真正致病因素并不清楚，但对于关节所发生的病理改变研究很深入，并发现是由于自身的免疫系统攻击所导致的病变，根据这种认识，自然就会想到要抑制免疫功能，并不断研制不同的药物，所有的着眼点都是如何抑制免疫系统。但为什么自身的免疫系统会攻击自身的关节？他们至今没有找到答案。

中医的认识则是直接针对疾病的病因，认为是寒邪侵入关节，才导致了关节的各种病变，寒邪就是主要的病因，根据这样的发现，治疗的中心就放在如何祛除寒邪上，只要寒邪经过治疗消失了，患者就会痊愈，这样的认识和治疗，既不伤正，又能祛邪，实在是相当全面和深入的。

实际上，在临床实际中很多疾病都面临同样的问题。如今我们找回了中医最宝贵的传统脉诊诊断系统，更是对各类疾病的根治找到了另外一条清晰的捷径，完全能够借鉴使用先辈们总结出来的成熟经验。真心希望能有更多的中医生回归到真正的中医世界，造福更多的病患。

病例 5-11	廖某 男 81岁

主诉、主证及既往病史	肩颈痛多年，夜尿频数，每晚 3～4 次，偶尔头晕，腹大，大便偏干，舌红，苔黄厚。既往病史：高血压，胆石术后，左目青光眼黄斑变性

脉诊结果	左外	左内	右内	右外
整手脉	阴弦 沉 紧 实		阴弦 紧 实	
寸	沉紧实	沉弦紧实	浮弦紧实	浮弦紧
关	弦洪	弦实	浮弦紧	和缓
尺	浮弦	实涩	弦缓	弦动

患者是一位 81 岁的老人家，夜尿频数，常规中医诊断往往认为患者是肾阳虚，治疗上会从补益肾气来进行治疗。然而，我们来看传统脉诊提示：实脉明显，命门脉弦动，肾阳旺，因此提示虽然患者 81 岁高龄，但是肾阳并不虚。因此，如果仅仅从常规的"人老肾虚"来认识治疗患者，结果势必就不理想。

脉诊结果分析：

◆ 总脉弦紧实：紧主太阳伤寒，实为阳明病；

◆ 总脉阴弦，肝脉弦洪，胆脉弦实：为肝胆郁热，为少阳病；

◆ 脾脉浮弦紧：为脾虚寒；

◆ 小肠、大肠、膀胱实：为胃家实的阳明病；

◆ 心脉实：为少阴心火。

这个病例既有太阳伤寒，又有胃家实的阳明病，应该是先解表，还是先清里，抑或是表里双解呢？这个问题，在第三章已经详细论述过了，需要根据具体的情况，来决定解表、清里的先后顺序，但是最好不要表里双解同时进行。

《伤寒论》第90条：

本发汗而复下之，此为逆也；若先发汗，治不为逆。本先下之而反汗之，为逆；若先下之，治不为逆。

该病人虽有头项强痛，但并没有发热恶寒等太阳伤寒的症状；脉实，沉紧，便秘偏干，舌红苔黄等阳明实热的症状明显。因此应该先清里，再解表。

下面这张脉诊表，就是该患者根据上面的诊断进行的第一手治疗以后的脉诊改变结果：

主诉、主证及既往病史	肩颈痛,双下肢胀痛麻木,大便通畅,舌红,苔白厚			
脉诊结果	左外	左内	右内	右外
整手脉	弦紧洪		浮弦紧	
寸	浮弦紧	紧洪	浮弦紧实	弦
关	洪	弦洪	浮弦	和缓
尺	弦	弦实	弦缓	弦动

大家可以看出：

患者的实脉转为洪脉，大便通畅，苔黄消失，说明阳明内热已经得到缓解。

◆ 总脉紧洪，颈肩疼痛，下肢麻痛，脉证都以太阳中风为主，这个时候就可以以解表为主了；

◆ 紧主太阳伤寒，洪为阳明经热，弦主肝胆。肝脉弦洪，胆脉弦实，为肝胆郁热，为少阳病；

◆ 脾脉浮弦：为脾虚寒；

◆ 大肠、膀胱实：为胃家实的阳明病；

是太阳伤寒，脾虚寒，为伤寒表不解，心下有水气的小青龙汤证。

但是在这里，不可以单独使用小青龙汤来进行治疗，因为阳明经热，肝胆郁热，而小青龙汤是辛温发表的处方，并无清热的药物，如果服用，势必会加重内热。因此可以选用小青龙加石膏、黄芩汤，或者《古今录验》续命汤加黄芩都可以。

病例 5-12	方某 女 64岁

主诉、主证及既往病史	2014年发现子宫癌，子宫卵巢切除。2018年3月，右肺转移，行六周期化疗，病情进展，右肺转移灶增大，并出现多发性骨转移 主诉：咳嗽，难咳痰，吐白色泡沫痰，痰中时有血，右胸痛，有时气喘，腰痛，纳可，二便调。舌红苔白腻

脉诊结果	左外	左内	右内	右外
整手脉	阴弦 实		阴弦 实	
寸	弦实	弦实	弦缓实	虚
关	弦	弦滑	浮弦缓	浮弦
尺	弦	弦涩实	涩弦实	浮缓

我们来分析这个病例：

该患者的主诉为咳嗽不止，咳痰，痰中带血前来就诊。如果没有西医学诊断的话，一般中医治疗会按照咳嗽调理：

◆ 首先辨别是外感还是内伤，该病人并无外感症状，属于内伤咳嗽。久咳，吐白泡痰，苔白腻，属于痰湿咳嗽，需要健脾燥湿，化痰止咳，处方二陈汤和三子养亲汤；舌红，痰中有血，酌加清热之品，气喘，腰酸，兼有肾虚，合金水六君煎；

◆ 如果按照《金匮要略》来辨证施治，患者久咳，吐白泡痰，兼有气喘，参考《痰饮咳嗽病脉证并治》，应该属于支饮的范畴，"咳逆倚息，短气不得卧，其行如肿，谓之支饮"，可选苓甘五味姜辛汤加减；

◆ 如果参考西医诊断，知道该咳嗽是由于子宫癌肺转移所引起，那也可以参考《中医内科学》中关于肺癌的辨证论治。

"肺癌是由于正气虚损，阴阳失调，邪毒乘虚入肺，邪滞于肺，导致肺脏功能失调，肺气敛郁，宣降失司，气机不利，血行瘀滞，津液失于输布，津聚为痰，痰凝气滞，瘀阻络脉，于是瘀毒胶结，日久形成肺部积块。因此，肺癌是因虚而得病，因虚而致实，是一种全身属虚，局部属实的疾病。肺癌的虚以阴虚、气阴两虚为多见，实则不外乎气滞、血瘀、痰凝、毒聚之病理变化。其病位在肺，但因肝主疏泄，脾主运化水湿，肾主水之蒸化，故与肝、脾、肾关系密切。"

这个患者属于痰湿蕴肺型，治法：行气祛痰，健脾燥湿。方药：二陈汤合瓜蒌薤白半夏汤。

二陈汤理气燥湿化痰，合瓜蒌薤白半夏汤以助行气祛痰、宽胸散结之功；

若见胸脘胀闷、喘咳较甚者，可加用葶苈大枣泻肺汤以泻肺行水；

痰郁化热，痰黄稠黏难出者，加海蛤壳、鱼腥草、金荞麦根、黄芩、栀子清化痰热；

胸痛甚，且瘀象明显者，加川芎、郁金、延胡索行瘀止痛；

神疲、纳呆者，加党参、白术、鸡内金健运脾气。

以上列出的三种辨证论治的方案，实际上就是中医临床中对该类病症常用的治疗方法。我在学会使用传统脉诊之前也都使用过，使用后也都会有一定的效果，对于困扰患者的咳嗽都会有不同程度的缓解。但是，这些治疗方案虽然能够改善症状，却不能阻止疾病的进展。该患者的西医诊断是子宫癌肺转移、骨转移，按照西医的癌症分期，属于第四期，即末期，从西医学的观点看，基本上以目前的西医治疗方法，是不可能治愈了，只能为患者减少痛苦，延长生存期而已。而对于这样一位病情严重的患者，在中医的治疗上，如果仅仅按照上述的辨证论治来施治，中、西医的治疗结果差不了多少，唯一的好处是中药的副作用对于病人生活质量的影响比西医的治疗小，患者比较容易坚持治疗。但就是这样一位患者，如果我们能够在传统脉诊的诊断指导下进行全面的病机分析，并能给予相应的全面辨证论治，实际上，患者的疾病还是能有转机的。

传统脉诊结果分析：

◆ 总脉阴弦，肝脉弦，胆脉弦滑，脾脉浮弦：属于胆热脾寒的少阳病，半夏泻心汤证是主证之一；

◆ 患者脾虚痰湿，予半夏化痰，干姜、党参、炙甘草、大枣健脾；又有胆火，予以黄芩、黄连清热；

患者是一个寒热错杂的病机。因此仅仅使用半夏泻心汤来进行治疗是远远不够的；

◆ 胃脉浮弦：提示胃虚寒，可予吴茱萸汤；

◆ 肺脉虚：提示肺气虚，可予补肺汤；

◆ 命门脉浮缓：提示肾阳虚，可予右归丸以温阳纳气；

◆ 膀胱和三焦脉弦实涩：为阳明病，为热与血结的下焦蓄血证，可予桃核承气汤；

◆ 心脉实为心火旺：可予栀子豉汤；

◆ 大肠、小肠脉弦实：为胃家实的阳明病，是水热互结的结胸证，和肺转移的病机相应，需要泄热逐饮，由于是发生在胆热脾寒的半夏泻心汤基础上的结胸证，也属于藏结的一种。

从上面逐条脉诊结果的病机分析，就可以得知，该患者的病机是如此复杂，其疾病无论是中医还是西医都难以治疗就情有可原了。而想仅仅靠给予患者二陈汤和三子养亲汤这样的治疗，不仅治疗力度不够，治疗覆盖面也远远没有兼顾其复杂的病机，因此想要取得阻断病机，扭转疾病发展这样的预期治疗效果，就是完全不可能的事情。而如果能够按照上面的病机分析来处方用药，这样一位晚期的癌症患者的病情逆转也就成为可能的任务，这也正凸显了中医治疗晚期癌症这类疑难杂症的绝对优势。

本章到此就暂告一个段落了。关于泻心汤方、它的加减方、和它相关的处方在临床中广阔的使用天地和给各类疑难杂症患者带来的治疗曙光，希望经由此章的叙述，抛砖引玉，启发各位医者的思路，为更多的患者带来福音。由于本章所涉及的理论知识点的混淆和庞杂，因此在表述上难免有不尽如人意的地方，还望阅读者多多包涵。

下面我们会进入本书的最后一章，会跟大家讨论一些前几章没有涉及，但是非常有意义而且临床治疗实用价值很高的内容。

第六章

传统脉诊打开的精彩世界

第一节

柴胡劫的是肝阳而不是肝阴；
补中益气汤补的是三焦而不是脾胃

20 世纪 70 年代初期，日本的津村顺天堂制成小柴胡汤颗粒制剂，时任东洋医学研究所主任，有地滋教授通过 4 年的研究，在和汉药研讨会上发表了"津村小柴胡汤颗粒对慢性肝炎有治疗效果"的报告，在日本引起很大的反响。由于日本有大量的乙型肝炎病毒携带者，小柴胡汤在往后的几年间迅速成为畅销药，舆论也认为，日本汉方以此为标志走向现代化。短短的几年里，津村顺天堂便成为日本乃至世界瞩目的制药企业，财富积累迅速走向巅顶。但是，自 20 世纪 90 年代初起，医疗界就不断爆出小柴胡汤有副作用的新闻，1991 年 4 月，日本厚生省向医师、药剂师下达了要注意小柴胡汤导致间质性肺炎的通告。1994 年 1 月—1999 年 12 月，报道了因小柴胡汤颗粒的副作用，导致 188 例间质性肺炎，其中有 22 人死亡的案例。这样的结果最终导致津村顺天堂于 1997 年宣告破产。这就是世界中医业界著名的**"日本小柴胡汤事件"**。

通过这个著名的事件可见，中医药的使用，如果不辨证，只是简单按照西医的诊断结果来指导，像西药一样运用，不但不可行，而且还扼杀了中医药治病的优势，背上了中药副作用大、治死人的黑锅。

在分析小柴胡汤副作用产生的原因时，日本医生小高修司认为，柴胡、黄芩、半夏都有伤阴的可能，而此次事件全部受影响的患者，既往都有肺阴虚的表现，因此实际上不能说是小柴胡汤使用的副作用，而是给不能使用小柴胡汤的患者使用了小柴胡汤，从而造成了误治才导致了严重的后果。而这个解释，实际上就是我们中医人广知的**"柴胡劫肝阴"**的理论。虽然发生过这样惨痛的事件，但是直到现在的中医临床中，实际上柴胡剂的使用依然是非常广泛的。原因无他，柴胡剂如果能够正确使用，临床疗效是非常好的。因此，我们的目标，不是因噎废食，不使用柴胡剂，而是找到它使用的诊断指标以及适应证，发挥它最大的优势。

如果我们研读历代直至当今的中医医案文献和经验集，就会发现，有的中医生终其一生都只开柴胡剂加减，而有的医生则在用方的时候畏柴胡如畏虎。这其实也说明了：一方面柴胡剂疗效卓著，如果能正确使用，效如桴鼓；但另一方面，如果判断不准而错误使用，副作用也就会非常明显。

通过前几章的讲解，我们已经知道了：**肝虚则为厥阴病，肝实则为少阳病**。一虚一实，是迥然不同的，因此在治疗上也是完全不同的。**可是由于病在肝胆，其脉都弦，其证都有"呕吐、下利，寒热往来"，在实际的临床辨证诊断中，想要将虚、实清楚地辨别区分开来，对于医家并不是那么简单的事情。**既然有了传统脉诊这么犀利的中医诊断武器，因此，我对于"柴胡劫肝阴"这样一个影响面很大的理论和应用就有了深入的探究思考和临证。下面将我的收获分享给大家。

"柴胡劫肝阴"主要是出自清朝著名医家叶天士医生的告诫，才广为流传的。叶桂（1666—1745 年），字天士，号香岩，别号南阳先生。江苏吴县（今江苏苏州）人。叶医生是清代著名医学家，被尊为四大温病学家之一。

叶天士医生在中医历史上首次阐明了温病的病因、感受途径和传变规律，明确提出"温邪"是导致温病的主因，突破了"伏寒化温"的传统认识，从根本上划清了温病与伤寒的界限。《温热论》开宗明义第一句话"温邪上受，首先犯肺"，指明温邪的传入是从口鼻而来，首先出现肺经症状，如不及时外解，则可顺传阳明或逆传心包，该理论与伤寒之邪按六经传变的理论完全不同。其中"逆传心包"之说，确属对温病传变认识的一大创见，也是对《伤寒论》六经传变理论的一大突破。其主要著作有《温热论》《临证指南医案》《未刻本叶氏医案》等。由于叶天士医生医术精湛，疗效卓著，因此他的著作和学术思想，被后世医家推崇备至，而其中提出的"柴胡劫肝阴"理论也从此对后世影响巨大。

"柴胡劫肝阴"之说出自《临证指南医案卷十·幼科要略·疟》：

疟因暑发居多，方书虽有痰食寒热瘴疟之互异，幼稚之疟，都因脾胃受病，然气怯神弱，初病惊痫厥逆为多，在夏秋之时，断不可认为惊痫，大方疟症须分十二经，与咳症相等，若幼科庸俗，但以小柴胡去参，或香薷、葛根之属，不知柴胡动肝阴，葛根竭胃汁，致变屡矣。

我初学中医，每每看到此处，都是更着重叶医生临床经验的使用，对于理论部分，并没有深究。直到学习使用传统脉诊以后，很多临床疗效和以前的认识不符，才又重头来过。仔细想一想，**"柴胡"到底为什么会劫阴呢？能劫阴的药，理论上应该都是辛温燥热之品，比如附子、肉桂、干姜等，因此阴虚内热的人需要慎用这些药**。但是我们来看历代医书中对于柴胡这味药的记载：

第一，柴胡：

《神农本草经》：柴胡，味苦，平。主心腹，去肠胃中结气，饮食积聚，寒热邪气，推陈致新。久服轻身，明目益精。

《名医别录》：柴胡，微寒，无毒。主除伤寒，心下烦热，诸痰热结实，胸中邪逆，五脏间游气，大肠停积水胀，及湿痹拘挛，亦可作浴汤。一名山菜，一名茹草。叶，一名芸蒿，辛香可食。生洪农及宛朐。二月、八月采根，暴干。（得茯苓、桔梗、大黄、石膏、麻子仁、甘草、以水一斗煮，取四升，入硝石三方寸匕，治伤寒寒热、头痛、心下烦满。半夏为之使，恶皂荚，畏女菀、藜芦。）

《中药学》：柴胡，苦辛，微寒，是辛凉之品。

从上面的几段引文来看，柴胡从**药性理论**上应该是**并不会劫阴**的。

再来看，柴胡在临床使用的时候是一味"和解少阳"的主药，如果患者有少阳郁热，肝、胆皆热，必会消耗肝阴；柴胡和解少阳，清解少阳郁热，热解阴存，因此，**从使用的理论上来说，应该是对肝阴有利，而不应该劫肝阴才对**。那么，流传这么广的"柴胡劫肝阴"的理论又是基于什么才会提出来的呢？

在《中药学》中，对于柴胡的

◆ 药物功效的描述是：疏散风热，疏肝解郁，升阳举陷。

◆ 使用注意事项的描述是：本品药性升发，凡气逆不降，阴火旺，肝阳上升者，均当慎用。

在这里，我们可以看到：原来柴胡除了**"疏散风热"**以外，还有**"升阳"**的功效，这里的升阳，应该指的是**升肝阳**。从这个描述就可以理解为：**柴胡升肝阳，劫肝阴，因此肝阳上升，阴虚火旺的人要慎用。**

那如果我们继续深究，柴胡本身是辛凉之品，功效是和解少阳，清除肝胆的郁热，推陈致新，应该是泄肝凉肝之品，也就是**泄肝阳**的药，那教科书里怎么会同时又把它定义为升肝阳的药呢？这岂不是自相矛盾？

请看下面在临床应用中，经常遵循的关于柴胡的用量规律是：

少量使用：有升阳举陷的功效，用量常为3g左右；如补中益气汤中柴胡的用量。

中量使用：有疏肝理气的功效，用量常为10g左右。如柴胡疏肝散，逍遥散等方剂中柴胡的用量。

大量使用：有和解退热的功效，用量一般可用到20g。如小柴胡汤中柴胡的用量（原文就用到半斤）。

追到这里，经过这么一梳理，大家就找到了柴胡能升阳这个提法的源头了：原来，**柴胡的升阳理论，是和补中益气汤中柴胡的使用有关的。**

补中益气汤是著名的调理脾胃内伤的处方，其创立者是被尊为"金元四大家"的**脾胃论**创立者李东垣医生。我们来看下面引自《脾胃论》的引文：

> 然而与外感风寒所得之证颇同而实异，内伤脾胃，乃伤其气，外感风寒，乃伤其形；伤外为有余，有余者泻之，伤内为不足，不足者补之。……内伤不足之病，苟误作外感有余之病而反泻之，则虚其虚也。《难经》云：实实虚虚，损不足而益有余，如此死者，医杀之耳！然则奈何？

> 曰：惟当以甘温之剂，补其中，升其阳，甘寒以泻其火则愈。《内经》曰：劳者温之，损者温之。盖温能除大热，大忌苦寒之药泻胃土耳。

> 补中益气汤

> 黄芪（病甚劳役，热甚者）一钱　甘草（已上）各五分（炙），　人参（去芦）三分（有嗽去之）

> 以上三味，除湿热、烦热之圣药也。当归身二分（酒焙干，或日干，以和血脉）　橘皮（不去白）二分或三分（以导气，又能益元气，得诸甘药乃可，若独用泻脾胃）　升麻二分或三分（引胃气上腾而复其本位，便是行春升之令）　柴胡二分或三分（引清气，行少阳之气上升）　白术三分（除胃中热，利腰脐间血）。

> 上件药吹咀，都作一服，水二盏，煎至一盏，量气弱、气盛临病斟酌水盏大小，去粗，食远稍热服。如伤之重者，不过二服而愈；若病日久者，以权立加减法治之。

补中益气汤，是李东垣医生创立的治疗脾胃内伤发热的经典处方。主药是黄芪，在《用药心法》中李医生提出：

> 黄芪，补五脏诸虚不足，而泻阴火，去虚热。

在补中益气汤中，柴胡、升麻的功效是"升阳举陷"。那在这里，"升"的是什么阳呢？《脾胃论》里讲的是：

升麻："引胃气上腾而复其本位，便是行春升之令。"升麻在这里升的是"胃阳"；

柴胡："引清气，行少阳之气上升"。

以上是李医生在补中益气汤中对柴胡和升麻功效的解释。这样一来，如何理解这句话，就非常关键了。因为后世熟知的**"柴胡升阳举陷的作用"**就是来自这句话。

我们接着分析：柴胡可以引导清气，循着少阳上升。那么什么又是**"清气"**呢？**清气上升和少阳之气上升会有什么关联？**

再看李东垣《用药心法》中关于"柴胡"的心法：

少阳经分之药，引胃气上升，苦寒以发表热。东垣云：能引清气而行阳道，伤寒外诸药所加，有热则加之，无热则不加。又能引胃气上行，升腾而行春令是也，欲其如此，又何加之。

从《用药心法》的解释来看，这里的"清气"指的是"胃气"。即，柴胡是入少阳经的药，可以引导胃气行于阳道，也就是行于少阳经而上升，胃气循着少阳经升腾，如行春令，结果是：少阳之气上升，即肝阳上升。

在这里，柴胡的作用是引经药。柴胡本身并不能使肝阳上升，而必须是胃气由于柴胡的引经作用，循着少阳经上升，才会行春之令，然后导致肝阳上升。

那在这里的"胃气"指的又是什么呢？是我们传统上认知的那个"胃气"吗？

仔细阅读原文，李医生在这里提到的"胃气"，其实并不是指我们所熟知的人体本身的"胃气"，否则也没有必要另外用"清气"一词来讲解。

如果我们来分析补中益气汤的方义：在这个药方中，主药是黄芪。是一个黄芪和柴胡的配伍，黄芪可以令肝胆之气上升，因此升肝阳的关键其实是黄芪。如果不用黄芪，单用柴胡，是不能升肝阳的，**只有柴胡和黄芪配伍使用，才能达到升肝阳的功效。**

金元之后，李东垣医生的脾胃论思想影响巨大，后世医家甚至提出了："伤寒法仲景，内伤法东垣"的说法。"补中益气汤"更是被推崇备至，在临床中被广泛使用。一直到今天，都还在临床使用中长盛不衰。因此李东垣医生对于柴胡的用药心法，也就成了后世使用"柴胡"这味中药的指导原则之一。

我们通过上面的仔细循证解读，才终于得知，**如果没有仔细理解李医生对于补中益气汤的解释，就会认为："柴胡升肝阳"，继而顺着这个思路得出"柴胡劫肝阴"的结论。而这个结论实际上却是错误的。通过仔细分析和临床实证，真相是：柴胡劫的是"肝阳"而不是"肝阴"。**

◇ 少阳病，肝胆有郁热，是为**肝胆不虚，均实**，柴胡可以疏泄肝胆，和解退热，热去阴存，柴胡不劫肝阴，反而可以保护肝阴。

◆ 相反，临床中患者如果是厥阴病，胆热肝寒，即**肝虚寒**，如果误用柴胡，虽可清胆热，但肝阳更虚，厥逆加重，如果不及时调整，就会越治越差。而日本的小柴胡汤事件的真正原因，就在于此。

◆ 同样的，在"第五章　泻心汤"里我们也论述过，即使同为少阳病的半夏泻心汤证，由于总脉是阴弦，柴胡也是禁用的，仲师也在《伤寒论》里提出了"柴胡不中与也"的警告。

围绕上面的理论讨论，为了加深大家的理解，我们一起来看几个病案分析

病例 4-9　　杜某　女　65 岁

主诉、主证及既往病史	右侧偏头痛，目痛，头痛时血压升高，170/100mmHg，左腰痛伴腿痛，入睡困难，受凉则腹泻，盗汗，舌红，苔白。既往病史胆结石，乙型肝炎病毒携带者			

脉诊结果	左外	左内	右内	右外
整手脉	弦实		弦实	
寸	弦实	弦实	弦实	沉弦
关	弦实	洪弦	弦实	弦浮
尺	浮弦	弦涩实	弦实	洪

这个病例在"第四章　少阳病篇"已经详细分析过。这就是一个**肝胆俱实的少阳病**，同时阴虚火旺，肝阳上亢。治疗上需要：疏泄肝胆，滋阴潜阳，方用：大柴胡汤合镇肝息风汤。在这里，柴胡并没有劫肝阴，相反，其功效却可以泻火存阴。

病例 2-12　　梁某　男　49 岁

主诉、主证及既往病史	心悸，恶热，汗出多，下午后头痛，太阳穴和后枕部可感到血管搏动，平卧更明显。夜晚口干，眼干涩多泪刺痛，耳鸣，眠差易醒，晚饭后胃胀，矢气多，白痰多。便秘，小便黄。舌淡紫，苔白腻。既往高血压，最高200/130mmHg，服西医降压药不能维持血压稳定 高脂血症，尿酸高。慢性前列腺炎

脉诊结果	左外	左内	右内	右外
整手脉	弦实		弦实	
寸	弦实	弦实	浮弦实	虚
关	浮弦	弦实	沉紧	革
尺	弦	弦	实涩	弦动

该病例在"第二章　厥阴阳明病篇"详细分析过。这是一个**胆热肝寒**的厥阴病，虽然外在病症表现是高血压，但并不是由于肝阳上亢引起的，而是由于**肝阳虚寒**引起的。因此该病例如果误用柴胡剂进行治疗，就会使得肝阳更虚，导致更高的血压。

综上所述，通过以上的理论和病例讨论以及其他大量临床案例的反馈，我在本文提出的观点是：

"柴胡劫肝阴"的说法是不正确的，正确的说法应该是"柴胡劫肝阳"。

当我确定了这样的认识以后，临床中的诸多现象就得到了合理的解释，也就更有效地指导了临床治疗。

上面提出的理论，**柴胡劫肝阳而不是劫肝阴**的认识，和一直以来中医界的观点是不同的，可能是因为后世医家对于李东垣医生补中益气汤的方义理解不到位。当我更仔细地去探究和实践补中益气汤的临床使用时，又发现了更有意义的层面，**这就是，中医里的"三焦"理论以及临床应用**。下面我就和大家一起来看看这个更深的层面。

在中医学的发展史上，被誉为金元四大家之一的李东垣医生以及其著作《脾胃论》，对中医领域影响极其深远。它着重论述了脾胃在人体日常生理的重要作用，以及脾胃损伤以后的各种临床表现和治疗方法。其中的"补中益气汤"是最具代表性的处方。一直以来，临床中医生都喜用补中益气汤来调理脾胃虚损，也能收到良好的疗效。发展至今，补中益气汤更是作为常用中成药，被广泛使用。

中医《方剂学》中对于补中益气汤的记载如下：

组成：黄芪，病甚、劳役热甚者，一钱（15-20g）　甘草炙（5g），各五分　人参去芦，三分（10g）　当归酒焙干或晒干，二分（10g）　橘皮不去白，三分（6g）　升麻三分（3g）　柴胡三分（3g）　白术三分（10g）

用法：上药哎咀，都作一服，水二盏，煎至一盏，量气弱气盛，临病斟

酌水盏大小，去滓，食远，稍热服（现代用法：水煎服。或作丸剂，每服10—15g，日2-3次，温开水或姜汤下）。

功用：补中益气，升阳举陷。

主治：

脾胃气虚。发热，自汗出，渴喜温饮，少气懒言，体倦肢软，少气懒言，面色㿠白，大便稀溏，脉洪而虚，舌质淡，苔薄白。

气虚下陷，脱肛，子宫下垂，久泻、久痢、久疟等，以及清阳下陷诸证。

如果来严格分析一下处方，就会发现，**如果认为"补中益气汤"是一个调理脾胃的处方，其实是不准确的，为什么呢？**

补中益气汤的处方分析：

◇ 主药是黄芪；

◇ 升麻、柴胡为佐使，加强了黄芪的功效；

◇ 人参、白术、炙甘草的使用是理中汤去干姜，功效是补脾益气；

◇ 陈皮理气健脾；

◇ 当归补营血；

按照东垣的说法，补中益气汤调理脾胃内伤，如果方中的人参、白术、甘草、陈皮的功效是健脾益气，当归是补血，那黄芪、升麻、柴胡就应该是补胃气的作用了。这样的配伍，就能定性它是一个"补脾益胃"的处方。一直以来，大家也是这样理解的。那如果我们按照《伤寒论》六经用药的思路来分析它，会得到一个什么样的结论呢？据《伤寒论》的描述：

◇ 脾虚，属于太阴病，主方是理中汤。

◇ 胃寒，属于阳明病，主方是吴茱萸汤。

这样一看，上面的用药用方就和补中益气汤的方义有出入了，特别是调胃的用药，吴茱萸汤中的用药和补中益气汤中使用的黄芪、柴胡、升麻组合相比较，其功效相差甚远。

临床中，胃寒的病人症状见："呕吐、胃痛、头痛"，如果使用吴茱萸汤进行治疗，疗效会很好。可是如果使用黄芪、柴胡、升麻组合的补中益气汤来进行治疗，不但无效，反而会增加患者胃痛、腹胀的症状。在我的临床使用中，经过反复验证，发现"黄芪、柴胡、升麻"这个组合，并不是一个调胃的组合。但是，不可否认的是：补中益气汤的临床疗效是很好的，这也是该处方能广为流传的原因。那么"黄芪、柴胡、升麻"的组合，在治疗的时候，到底是起到什么作用呢？下面我们就来逐个探究。

黄芪：

在李东垣医生的著作《用药心法》中，关于黄芪的论述：

补五脏诸虚不足，而泻阴火、去虚热，无汗则发之，有汗则止之。

东垣云：黄芪、人参、甘草三味，退热之圣药也。《灵枢》曰：卫气者，所以温分肉而充皮肤，肥腠理而司开阖。黄芪既补三焦、实卫气，与桂同，特益气异耳。亦在佐使。桂则通血也，能破血而实卫气，通内而实外者欤？桂以血言，一作色求，则芪为实气。恶鳖甲。

在这里，李医生明确提出：使用黄芪"**补三焦，实卫气**"。之前所说的清气，其实指的是卫气，而不是胃气。这个说法就和我们认知的"补胃气"不同了，是"补卫气"，即"**补三焦之气**"。这就又涉及另一个问题：什么是"**三焦**"？要搞清楚这个问题，我们还是要回到经典中去：

《灵枢·经脉》：**三焦手少阳之脉，起于小指次指之端，上出两指之间，循手表腕，出臂外两骨之间，上贯肘，循臑外上肩，而交出足少阳之后，入缺盆，布膻中，散络心包，下膈，遍属三焦；其支者，从膻中上出缺盆，上项，挟耳后直上，出耳上角，从屈下颊至颐；其支者，从耳后入耳中，出走耳前，过客主人前，交颊，至目锐眦。**

这是三焦经在《灵枢》中记载的经脉循行路线，从循行路线看，三焦主要在膈下，其经脉是"上膈络心包，并和头手相联系"。

《素问·五藏别论》：**夫胃大肠小肠三焦膀胱，此五者，天气之所生也，其气象天，故泻而不藏，此受五藏浊气，名曰传化之府，此不能久留输泻者也。**

在这里的记述，三焦是传化之府，和消化有关。

《难经》第三十一难曰：

三焦者，何禀，何主？何始，何终？其治常在何许？可晓以不？

然：三焦者，水谷之道路，气之所终始也。上焦者，在心下，下膈，在胃上口，主内而不出。其治在膻中，玉堂下一寸六分，直两乳间陷者是。中焦者，在胃中脘，不上不下，主腐熟水谷。其治在脐傍。下焦者，在脐下，当膀胱上口，主分别清浊，主出而不内，以传导也。其治在脐下一寸。故名曰三焦，其府在气街。

这里认为三焦主要在膈下，分上、中、下三焦，功能是水谷的运化，这个观点和《五藏别论》的认识是相同的。

《难经》第三十八难曰：

脏唯有五，腑独有六者，何也？

然：所以腑有六者，谓三焦也。有原气之别焉，主持诸气，有名而无形，其经属手少阳，此外腑也，故言腑有六焉。

《难经》第六十六难曰：

三焦所行之俞为原者，何也？

然：脐下肾间动气者，人之生命也，十二经之根本也，故名曰原。三焦者，原气之别使也，主通行三气，经历于五脏六腑。原者，三焦之尊号也，故所止辄为原。五脏六腑之有病者，皆取其原也。

在《难经》的这两难中，进一步阐明三焦是"肾间动气，即元气"的通路，可以主持诸气，经历五脏六腑。

《素问·灵兰秘典论》：**三焦者，决渎之官，水道出焉。**

《灵枢·营卫生会》：

黄帝曰：愿闻营卫之所行，皆何道从来？岐伯答曰：营出于中焦，卫出于上焦。黄帝曰：愿闻三焦之所出。岐伯答曰：上焦出于胃上口，并咽以上，贯膈而布胸中，走腋，循太阴之分而行，还注手阳明，上至舌，下注足阳明，常与营俱行于阳二十五度，行于阴亦二十五度一周也。故五十度而复大会于手太阴矣。

黄帝曰：愿闻中焦之所出。岐伯答曰：中焦亦并胃口，出上焦之后，此所受气者，泌糟粕，蒸津液，化其精微，上注于肺脉，乃化而为血，以奉生身，莫贵于此，故独得行于经隧，命曰营气。

黄帝曰：愿闻下焦之所出。岐伯答曰：下焦者，别回肠，注于膀胱而渗入焉；故水谷者，常并居于胃中，成糟粕，而俱下于大肠，而成下焦，渗而俱下，济泌别汁，循下焦而渗入膀胱焉。

黄帝曰：善。余闻上焦如雾，中焦如沤，下焦如渎，此之谓也。

在《灵枢》里，描述得很清楚：三焦和营气、卫气的生成息息相关，也是传化之府。

综合以上几本经典著作的论述，可以得出结论：

三焦既是传化之府，将水谷精微转化为营卫之气，又是元气的通路，连接全身，主持诸气，是非常重要的器官。

搞清楚了什么是三焦，以及三焦的功能，回到我们上面的疑问：**补中益气汤补的是脾胃之气还是三焦之气？**

李东垣医生说："黄芪既补三焦、实卫气，与桂同"。而"三焦者，原气之别使也，主通行三气，经历于五藏六府"，因此黄芪的功效是"补五藏诸虚不足"。

在《中药学》中：对于黄芪的功效记载是：补气升阳，生血行滞，固表止汗，托疮生肌，利水退肿。其中的"补气升阳，生血行滞，固表止汗，托疮生肌"，都是补卫气的效果；而"利水消肿"的功效，则是补三焦的功效，三焦为水道，因此可以利水消肿。

东垣的《用药心法》对于柴胡的功效记载是：

柴胡：少阳经分之药，引胃气上升，苦寒以发表热。东垣云：能引清气而行阳道，伤寒外诸药所加，有热则加之，无热则不加。又能引胃气上行，升腾而行春令是也，欲其如此，又何加之。

柴胡引清气行阳道，这里的清气前面说过，并不是传统意义上的"胃气"，而是"卫气"，使卫气升腾，循三焦到达周身。这也就是现在所说的"柴胡可以升阳举陷"的出处。柴胡可以升阳，所以后世就有"柴胡劫肝阴"的理论。

前面我提出来："**柴胡劫肝阳**"，临床使用的时候对于肝阳虚寒的患者要慎用，而在这里，李医生是认为柴胡可以助卫气运行，即可以"升阳举陷"，这两个说法是否相互矛盾呢？请看下面的经典引文，可以帮助大家更好地搞清这个问题：

《伤寒论》

第318条：少阴病，四逆，其人或咳，或悸，或小便不利，或腹中痛，或泄利下重者，四逆散主之。

四逆散方：甘草（炙） 枳实（破，水渍炙干） 柴胡 芍药。

上四味，各十分，捣筛，白饮和服方寸匕，日三服。咳者，加五味子、干姜各五分，并主下利；悸者，加桂枝五分；小便不利者，加茯苓五分；腹中痛者，加附子一枚，炮令坼；泄利下重者，先以水五升，煮薤白三升，煮取三升，去滓，以散三方寸匕，内汤中，煮取一升半，分温再服。

在第318条中，所述的是少阴病，脉微细，手足厥冷，然而选方没有用少阴病的主方四逆汤，而是用了**四逆散**，其原因何在？

四逆散，后世临床使用上被加减为**柴胡疏肝散**使用，用于疏肝解郁，是很常用的一张处方。

柴胡疏肝散：

处方：**陈皮（醋炒）柴胡各 6g　川芎　枳壳（麸炒）　芍药各 4.5g　甘草（炙）1.5g　香附 4.5g**

功能主治：疏肝解郁。主胁肋疼痛，寒热往来。

这个处方既然是疏肝的药方，那仲师应该将其归在**少阳病**篇里，可是为什么却将四逆散（柴胡疏肝散的原方）放在**少阴病**篇里来写呢？

真正的原因是：**四逆散是一个调理三焦的处方，可以宣畅三焦气滞。**方中柴胡用量小，并和白芍、枳实、甘草配伍，主要功效是：**"行三焦的气滞"**，而不是**"和解少阳"**。上面关于"三焦"经典引用的论述，我们可以得知"三焦"是肾间动气的通道，当三焦气滞，元气温煦五藏的功能受到影响，也会出现类似少阴病的表现："手足厥冷，脉微细"，这种情况不能用四逆汤温阳，而需要用**四逆散来舒畅**三焦气机。因此仲师将四逆散归在**少阴病**篇里来记述，以资鉴别诊治。

通过上面的分析，我们就明白了："补中益气汤"组方中的黄芪真正的**功效是补三焦，柴胡的功效是舒畅三焦，从而最终达到补而不滞的治疗效果。**

综上所述，我们一直以来对于**补中益气汤**的临床使用功效的认知是有误区的。在它的组方中，并没有调理胃气的药物。它其实主要是一个**补三焦和健脾的处方**。其中：

黄芪补卫气；柴胡舒畅三焦气机；黄芪和柴胡配伍可以补而不滞；当归补三焦的营血；人参、白术、甘草、陈皮健脾。

当我借助传统脉诊的诊断帮助以及经典的反复推敲并结合临床使用不断实践，最终搞清楚了：

◇ **柴胡劫的是肝阳而不是肝阴。**

◇ **补中益气汤补的是三焦而不是脾胃。**

这两个问题以后，就为我的临床应用和更好的疗效打开了广阔的天地，使这些经典药方发挥出更大、更确切的功效。

第二节

传统脉诊与遗传病的治疗——中医对遗传病的认识是对病机和体质方面的认识

　　经过前面这些问题的讨论，已经十分清楚地为大家阐述了传统脉诊作为中医体系里最客观的诊断方法，可以准确反映人体的生理和病理状态。通过脉诊，医生可以了解患者五脏六腑的功能状态，在此基础上，治疗的时候能从全局出发，给予患者整体的调理和平衡。

　　传统脉诊除了诊治疾病的时候能发挥强有力的作用，还可以用于从中医的角度研究疾病在遗传学方面的发生和发展规律。我们常常说，中医的优势在"不治已病治未病"，但是随着西医细胞分子生物学借助现代科技的迅速发展，中医的这个优势具体是如何体现的，却越来越模糊不清。在我的临床工作中，有幸得到很多家庭全家几代人的信任，得以有很多机会以家庭为单位给他们看病，从而获得了很多宝贵的家族脉诊资料，从而帮助我从传统脉诊的角度来探究中医体系在人体体质和疾病遗传方面可以发挥的作用。

　　下面我们首先来看一家人的病案分析。

病例 6-1　外婆　女　60 岁

主诉、主证及既往病史	长期右侧偏头痛，右侧腰痛，口苦，肠鸣，口渴，小便频数，大便干，入睡慢。舌红，苔薄白。既往病史：高血压 20 年，胆石切除术后			
脉诊结果	**左外**	**左内**	**右内**	**右外**
整手脉	阴弦		阴弦	
寸	弦涩	沉弦	弦实	沉弦
关	弦	洪弦	浮弦	浮弦
尺	浮弦	弦实涩	涩弦	弦

　　该患者常年头痛，久治不愈。口苦，失眠，舌红，血压高，从中医传统辨证论治看，一般认为属于肝阳上亢的头痛，处方会用天麻钩藤饮。但是如果根据脉诊结果辨证分析如下：

　　传统脉诊结果分析：

　　◆　总脉阴弦，肝脉弦，胆脉洪弦，脾脉浮弦：属于胆热脾寒的半夏泻心汤证，是少阳病；

◈ 胃脉浮弦：为胃虚寒；

◈ 膀胱脉实涩：为热与血互结的膀胱蓄血证；

◈ 大肠脉弦实：为阳明病；

◈ 肾脉浮弦：为肾阴虚；

◈ 心脉弦涩：为胸痹。

通过脉诊的病机分析，该患者的头痛，引发的原因可能有以下几个：

◈ 主要病机是大肠实热引起的阳明病；

◈ 次要病机是胃虚寒，也会引起头痛；

◈ 膀胱蓄血，也会头痛；

◈ 而胆热脾寒的病机，一般只是有口苦和头晕的症状，并不会出现头痛，因此主要的病机并不是肝胆的郁热。

由此可见，从脉诊入手，更能发现真实和全面的病机，比单纯使用辨证论治来诊断要更加贴近实际情况。这样一来，依循上面的诊断思路来进行治疗，就能立刻显效了。

病例 6-2　妈妈 女 32 岁

主诉、主证及既往病史	右颈肩痛，右腰酸痛，右髋痛，口腔溃疡，痔疮，春天手指脱皮，脐周痒，经前腹泻，痛经，面青白，舌淡红，苔薄白。11 ～ 12 岁服用过抗结核药

脉诊结果	左外	左内	右内	右外
整手脉	弦		弦	
寸	弦	弦实	弦实	虚
关	浮弦	洪弦	浮弦	浮弦
尺	浮弦	弦实涩	涩	弱

妈妈的主诉和外婆很像，主要是常年右侧的肩颈痛和腰痛。她的病机是否会和妈妈相似呢？

传统脉诊结果分析：

◈ 总脉弦，肝脉浮弦，胆脉洪弦：是胆热肝寒的厥阴病；

◈ 脾脉浮弦，肺脉虚：是太阴虚寒；

◈ 胃脉浮弦：为胃虚寒；

◈ 大肠、小肠弦实：为胃家实的阳明病；

◆ 膀胱脉实涩：为热与血互结的膀胱蓄血证；

◆ 肾脉浮弦：为肾阴虚。

通过以上脉诊结果的病机分析可见：

肩颈、头痛主要病机	相同点	不同点
外婆	阳明病；脾胃虚寒证	肝不虚，为少阳病
妈妈	肾阴虚；膀胱蓄血证	肝虚寒，属于厥阴病

从上面的表格比较就可以得知：二人虽然主诉和主要的病机都是相同的，但次要病机和各人体质上存在着很大的区别，因此虽然病症相似，但是在治疗上就有所不同。而这样的区别，如果没有传统脉诊的帮助，是根本无法区分的。

病例 6-3　爸爸 男 35 岁

主诉、主证及既往病史　花粉症，夏天加重，胁部和前臂湿疹。腹胀嗳气，便溏，舌淡红胖大，苔薄白。既往病史：13 岁室上性心动过速，行射频消融术

脉诊结果	左外	左内	右内	右外
整手脉	阴弦 数		阴弦 数	
寸	弦实	弦实	弦实	革
关	弦	弦实	浮弦	和缓
尺	浮弦	弦实涩	弦	浮弦

爸爸的主诉是花粉症和湿疹。

传统脉诊结果分析：

◆ 总脉阴弦，肝脉弦，胆脉实，脾脉浮弦：为胆热脾寒的半夏泻心汤证；

◆ 小肠、大肠脉弦实：为胃家实的阳明病；

◆ 膀胱脉实涩：为膀胱蓄血；

◆ 心脉实：为心火；

◆ 肺脉革：为肺气虚；

◆ 肾脉浮弦，命门脉浮弦：为肾阴、阳两虚。

患者的花粉症和湿疹的病机是半夏泻心汤证合病了胃家实的阳明病。

病例 6-4　孙女　女　3 岁

主诉、主证及既往病史	颈,胸、背,双腘窝肘窝湿疹,每日 3am 痒醒,咳嗽,流清涕,便秘偏干,食后胃痛,纳少,消瘦,舌黯红,苔白腻

脉诊结果	左外	左内	右内	右外
整手脉	弦 数		弦 数	
寸	弦	弦滑实	弦实	弦
关	浮弦	洪弦	浮弦	浮弦
尺	弦	弦	弦	浮弦

孙女的主诉和爸爸是相似的：湿疹和咳嗽。总脉也是弦数脉,也和爸爸相同,那他俩的病机有无区别？

传统脉诊结果分析：

◆ 总脉弦数,肝脉浮弦,胆脉洪弦：为胆热肝寒的厥阴病；

◆ 脾脉浮弦,胃脉浮弦：为脾胃虚寒；

◆ 命门脉浮弦：为肾阳虚；

◆ 大肠、小肠脉弦实：为胃家实的阳明病。

大家来看孙女的病机分析：孙女虽然主诉和爸爸相似,但病机却并不相同。

病机	和妈妈的相同点	和爸爸的相同点
孙女	肝、胃虚寒是从妈妈继承而来	命门脉浮弦和爸爸相似——说明肾阳不足是从爸爸继承而来

	孙女的病机	爸爸的病机
孙女与爸爸的不同点	厥阴病基础上合病了胃家实的阳明病	少阳病基础上合病了胃家实的阳明病

根据脉诊结果比较来分析以上祖孙三代的疾病和体质,说明疾病确实有遗传的特点,可以直接传递到下一代,但在症状表现上和具体病机上,由于孩子的体质遗传是来自父母双方,因此到了下一代就会产生交叉变化。

在这个家庭里：

	主诉症状	病机
外婆	都有肩颈痛和腰痛	肝不虚,是少阳病合病阳明病
妈妈		肝虚寒,是厥阴病基础上合病阳明病
爸爸	都有湿疹和咳嗽	肝不虚,是少阳病合病阳明病
孙女		肝虚寒,是厥阴病基础上合病阳明病

通过脉诊分析,可以清晰观察到疾病和体质在遗传上的表现,进而可以揭示疾病的发生、发展和变化过程,因此可以帮助我们从中医的角度来进行早期调理,防患于未然。

自从掌握并在临床治疗中使用了传统脉诊,通过不断实践,我才发现伤寒的六经病变,并不是由表入里,逐渐发生的,患者可能从一开始就有可能是厥阴病,而这个厥阴病就是通过遗传而来,体质和疾病直接从上一代传递到了下一代。这个现象,我在第一章里就有所阐述。当我有机会为很多小朋友做传统脉诊诊断的时候,发现他们中有一部分人,一生下来就已经有了厥阴病的病机。然后在厥阴病的病机基础上,又不断经受外邪的侵袭,在临床上就会形成厥阴太阳病,厥阴阳明病等等错综复杂的疾病病机。外在表现上也就出现了很多看上去难以解释的疑难杂症或者久治不愈的疾病。如果没有传统脉诊的诊断帮助,这些规律,完全是想象不出来的。因此在治疗上也自然是无从下手。

西医对于遗传病的研究,是从分子生物学的角度入手,研究人体的基因,而中医对于遗传学的研究和探索,就是从人体的病机和体质入手,所走的道路和依循的机理是完全不一样的,因此所能发挥的作用也各有侧重。衷心希望有更多对传统脉诊感兴趣的同道能够加入这个探索队伍,不仅在中医临床上更上层楼,同时也可以通过大家一起的努力,发挥中医真正意义上的"不治已病治未病"的优势,将疾病阻断于很早期的阶段。

—————第三节—————

我的传统脉诊临床运用指导老师——杨老师的用药经验分析

2006年，一位温哥华43岁女性病人金某由于经期过多前来就诊。

主诉： 月经提前5~7天，行经7天，血量大，头顶空虚，头晕，周身浮肿，手足麻木；

舌： 淡红，苔薄白；

脉： 左脉滑弱，右脉滑。

既往病史： 乙型肝炎病毒携带者。

当时的我的脉诊还没有入门，诊断中还不会使用传统脉诊，是按照常用的辨证论治来进行治疗的。

辨证为：脾不统血。

处方：张锡纯的安冲汤。

治疗后效果很好，服药后月经周期经血显著减少，3天即净，头晕减轻，再巩固治疗了1个月就停止治疗了。

2010年1月该患者来复诊。

主诉： 于2009年9月验血检查，AFP65，10月检查结果AFP106，CT提示肝第八分割区域有一个0.5cm的囊肿，12月检查结果AFP94。患者因惧怕西医活检和手术，希望进行中医治疗。患者证见右胁痛，头晕，失眠，头顶生疮，晨起口苦，胸闷，易怒。

我当时考虑患者是乙型肝炎病毒携带者多年，AFP检测值又有升高，虽然CT、MRI在未活检以前，都认为肝内0.5cm肿物是囊肿，但从临床经验看，肝癌的可能性很高。如果是肝癌的话，以当时肿物的大小，如果能做西医手术，预后的效果应该会很好，我于是鼓励患者接受手术治疗，同时再配合中药调理。患者本来就畏惧西医手术和检查，对我的意见未予采纳，于是就另寻良医了。

2010年8月，患者又回来看诊，这次看头上生疮不止。

相隔8个月时间。我对于患者的病情发展一直放在心上。当她告诉我，自从上次离开我这里以后，就返回香港求诊了一位朋友介绍的老中医，经过8个月的中药治疗后，西医CT和理化检查显示：肝脏的囊肿已经完全消失，

AFP 指标检查也已经完全正常。而且据该患者说，老医生的病人很多，以疑难杂症为主，像她这样被治愈的患者还有不少。得知此结果，我非常震惊和好奇。震惊的是，居然可以完全用纯中医的方法阻断肿瘤的发展并达到临床治愈，尤其可能是被称为癌中之王，极难根治的肝癌；好奇的是，这位老中医是用什么方法和处方治好的呢？我仔细询问，患者告诉我，她每天只是单纯服用中药，并定期复诊调整处方，没有进行其他任何中、西医的治疗。她还给我带了几张老医生开给她的处方。下面收录了其中的两张处方：

处方一：

党参 12g	白术 12g	茯苓 18g	生薏仁 12g	山药 30g
大枣 10 个	甘草 6g	赤小豆 30g	绵茵陈 30g	熟附子 9g
大青叶 9g	板蓝根 9g	苦参 9g	苦瓜干 60g	丹参 12g
牡丹皮 12g	三棱 9g	莪术 9g	香附 12g	当归 21g
生熟地各 12g	赤白芍各 12g	川芎 12g	鳖甲 12g	元参 18g
益智仁 12g	麻黄 9g	生石膏 30g	炙黄芪 60g	生熟田七各 12g
川北升麻各 12g	女贞子 12g	菟丝子 12g	枸杞子 12g	胡桃肉 12g
桃仁 12g	猫爪草 30g	刀豆 30g	薄荷叶 30g	龟板 30g
阿胶 24g	制首乌 12g	葛根 15g		

每日 1 剂，每剂煎 3 次，每日服 3 次。

处方二：

党参 12g	白术 12g	茯苓 18g	生薏仁 12g	防风 9g
山药 30g	大枣 10 个	甘草 6g	赤小豆 30g	绵茵陈 30g
熟附子 9g	大青叶 9g	板蓝根 9g	苦参 9g	苦瓜干 60g
人参 6g	丹参 12	牡丹皮 12g	三棱 9g	莪术 9g
香附 12g	生煅牡蛎各 12g	生煅龙骨各 12g	当归 21g	生熟地各 12g
赤白芍各 12g	川芎 12g	鳖甲 12g	元参 18g	茜草根 12g

白芥子 12g	炙黄芪 60g	生熟田七各 12g	川怀牛膝各 12g	升麻 12g
女贞子 12g	菟丝子 12g	枸杞子 12g	胡桃肉 12g	龟板 30g
桃仁 12g	猫爪草 30g	薄荷叶 30g	磁石 30g	骨碎补 12g
阿胶 24g	制首乌 12g	补骨脂 12g	肉苁蓉 9g	鹿角霜 9g
山栀子 12g	知母 12g	贯众 12g	忍冬藤 12g	荷叶 15g
益智仁 12g				

每日 1 剂，每剂煎 3 次，每日服 3 次。

当时看到这样的处方，药味多得惊人，看上去杂乱无章，好像是各种药物的拼凑，与我之前所学的知识和经验天差地别。一直以来，我学习的传统中医讲究辨证论治，特别是经方，用药精简而不庞杂。而这样的大处方，它的组方原则、辨证思路和我的认识完全不同。如果是以往，我可能也会加入到取笑这样开大方是为了赚钱为目的的人群。可是 2010 年的时候，我已经跟随海默医生学习沈 - 汉默现代脉法（飞龙脉法）两年多，算是步入了中医脉诊诊断的大门，通过脉诊，获得了比以往更多的病机，虽然还不能依据脉诊指导治疗，但是我已经开始意识到，不管是什么疾病，外在表现是简单还是复杂，都不是由单一的病机造成的，绝大部分，甚至是所有疾病，都是由多种病机的复合作用造成的。当多种病机同时出现的时候，要如何辨证施治？显然，之前针对单个病机的单一思维和单一药方就远远不够用了。可是，我虽然已经能够熟练运用飞龙脉法，进入脉诊之门，但是在临床处方用药的时候，它并不能给我一个有效的治疗指导。查阅大量前人的医案和文献时，看到其他医生的经验，有两个、三个处方合方治疗的思路，但是再多就没有可以参考的了。我获取了大量的脉诊诊断信息，却不能有效给力地指导临床运用，犹如在黑暗中独自艰难摸索，四处碰壁。看到这样的大处方，治好了这样的疾病，更不是单一个案。当时我注意到，在这位老医生的药方旁边有一些特殊的符号记录，一看就是关于脉诊记录的符号，因此我得以确定，这位老医生一定是会摸脉的医生。那它的组方原则和应用思路，会不会就是和我发现的这个致病的多重病机有关系呢？会不会这位老医生也已经意识到了多重病机的存在，而且已经找到了有效的方法呢？为了不放弃任何一个可能会指导我前行的机会，我决定亲自飞往香港，前去拜访这位老中医。

2011 年的新年，我在香港的红磡公园里，见到了在我心目中神秘的年逾 80 的杨老中医。非常幸运的是，当杨老师看到我是会摸脉、有丰富临床经验的医生，并且诚心求学的时候，便同意我跟诊他学习一段时间。就这样，我获得了宝贵的学习机会，在香港跟随杨老师看诊了 1 个月，在此期间，见证了他治疗各种疑难杂症，并得到老师无私的倾囊相授。之后连续几年又再飞到香港短期跟师学习，终于在这个过程中逐渐理解并掌握了杨老师的处方思路和用药经验。

杨老师早年在大陆行医，是一位不折不扣的西医医生，专长是西医普通外科。由于家传有中医脉诊，平时有需要的时候，也用中医治疗病人。后来移民香港，从事西医家庭医生的工作直至退休。退休后就在公园里给患者做中医义诊治疗，尤其擅长治疗肿瘤和各种疑难杂症。杨老师看病，注重脉诊，诊脉完毕，就给患者解释其体质和病机，问诊很少，基本上是凭脉用药。我当时虽然掌握了飞龙脉法，但对于传统脉法只算是粗通，还在摸索还原阶段。在跟诊的时候，每个病人我都和杨老师同时摸脉，并分别记录各自的脉诊结果。然后再看杨老师的处方。早上看诊完毕，下午杨老师再给我分析患者的病机并讲解他的理、法、方、药原则和思路。在这样毫无保留的教授中，我渐渐理解和掌握了杨老师的治疗特点，如何通过脉诊结果辨别病机，判断主次，再根据复杂的病机处方用药，我自己从这个学习过程中也结合自己掌握的脉诊和经典中医知识，逐渐形成了自己新的治疗模式。

杨老师本人是西医背景，因此虽然使用中药治疗疾病，但是他的有些认识，并不是走的中医理论体系的思路，而是从西医对疾病的认识角度出发的。但是总的处方用药思路还是在中医的阴阳五行框架里，尤其是五行系统。他通过脉诊诊断得到患者的五脏六腑信息，从全局出发，治疗的时候以平衡五脏的虚实为基础，再有针对性地用药。当有病人询问杨老师的流派时，杨老师总是回答："我是五行流派"。

下面我们通过杨老师对其处方的方解来学习一下他的用药思路：

处方一：

党参 12g	白术 12g	茯苓 18g	生薏仁 12g	山药 30g
大枣 10 个	甘草 6g	赤小豆 30g	绵茵陈 30g	熟附子 9g

续表

大青叶 9g	板蓝根 9g	苦参 9g	苦瓜干 60g	丹参 12g
牡丹皮 12g	三棱 9g	莪术 9g	香附 12g	当归 21g
生熟地各 12g	赤白芍各 12g	川芎 12g	鳖甲 12g	元参 18g
益智仁 12g	麻黄 9g	生石膏 30g	炙黄芪 60g	生熟田七各 12g
川北升麻各 12g	女贞子 12g	菟丝子 12g	枸杞子 12g	胡桃肉 12g
桃仁 12g	猫爪草 30g	刀豆 30g	薄荷叶 30g	龟板 30g
阿胶 24g	制首乌 12g	葛根 15g		

杨老师的方解：

◆ 党参 12g　白术 12g　茯苓 18g　生薏仁 12g　山药 30g　大枣 10 个——健脾益气。

◆ 赤小豆 30g　绵茵陈 30g　熟附子 9g　苦参 9g　苦瓜干 60g——平肝祛湿。

◆ 女贞子 12g　菟丝子 12g　枸杞子 12g　胡桃肉 12g　益智仁 12g　龟板 30g　阿胶 24g　制首乌 12g——补肝肾，填精。

◆ 炙黄芪 60g　生、熟田七各 12g　川北升麻各 12g——补气升阳。

◆ 当归 21g　生、熟地各 12g　赤白芍各 12g　川芎 12g　丹参 12g　牡丹皮 12g——养血活血。

◆ 麻黄 9g　生石膏 30g——宣肺利水。

◆ 鳖甲 12g　元参 18g——软坚散结。

◆ 三棱 9g　莪术 9g　香附 12g　桃仁 12g　猫爪草 30g　刀豆 30g　薄荷叶 30g——破结攻坚。

◆ 大青叶 9g　板蓝根 9g——清热解毒，清乙型肝炎病毒。

处方二：

党参 12g	白术 12g	茯苓 18g	生薏仁 12g	防风 9g
山药 30g	大枣 10 个	甘草 6g	赤小豆 30g	绵茵陈 30g
熟附子 9g	大青叶 9g	板蓝根 9g	苦参 9g	苦瓜干 60g
人参 6g	丹参 12g	牡丹皮 12g	三棱 9g	莪术 9g

香附 12g	生煅牡蛎各 12g	生煅龙骨各 12g	当归 21g	生熟地各 12g
赤白芍各 12g	川芎 12g	鳖甲 12g	元参 18g	茜草根 12g
白芥子 12g	炙黄芪 60g	生熟田七各 12g	川怀牛膝各 12g	升麻 12g
女贞子 12g	菟丝子 12g	枸杞子 12g	胡桃肉 12g	龟板 30g
桃仁 12g	猫爪草 30g	薄荷叶 30g	磁石 30g	骨碎补 12g
阿胶 24g	制首乌 12g	补骨脂 12g	肉苁蓉 9g	鹿角霜 9g
山栀子 12g	知母 12g	贯众 12g	忍冬藤 12g	荷叶 15g
益智仁 12g				

杨老师的方解：

◆ 党参 12g　白术 12g　茯苓 18g　生薏仁 12g　防风 9g　山药 30g 大枣 10g——健脾益气。

◆ 赤小豆 30g　绵茵陈 30g　熟附子 9g　苦参 9g　苦瓜干 60g——平肝 祛湿。

◆ 大青叶 9g　板蓝根 9g——清热解毒，清乙型肝炎病毒。

◆ 川芎 12g　丹参 12g　牡丹皮 12g　当归 21g　生、熟地各 12g　赤、 白芍各 12g——养血活血。

◆ 生、煅牡蛎各 12g　生、煅龙骨各 12g——平肝潜阳。

◆ 三棱 9g　莪术 9g　香附 12g　桃仁 12g　猫抓草 30g　薄荷叶 30g——攻坚破结。

◆ 鳖甲 12g　元参 18g　茜草根 12g　白芥子 12g——软坚散结，清血 生肌。

◆ 炙黄芪 60g　生、熟田七各 12g　川、怀牛膝各 12g　升麻 12g—— 益气升阳。

◆ 女贞子 12g　菟丝子 12g　枸杞子 12g　胡桃肉 12g　鹿角霜 9g　人 参 6g　磁石 30g　龟板 30g　阿胶 24g　制首乌 12g　补骨脂 12g　肉苁蓉 9g 骨碎补 12g　益智仁 12g——补肝肾、填精。

◆ 山栀子 12g　知母 12g　贯众 12g　忍冬藤 12g——抗病毒组合。

通过以上两个处方的详细方解，大家可以看出，杨老师的大处方虽然用 药众多，但实际上层次井然，条理清晰，攻补兼施，并非是乌合之众，如同与疾病打仗，两军对垒，处方的时候抓出各个关键点，用药的时候，以集团之力联合作战，正因为如此，在疗效上，才能取得显著的效果。

跟着杨老师学习后的一段时间，我在临床上也按照上面的思路，依据脉诊诊断结果处方用药，疗效确实提高了很多。但随之而来的问题是：由于用药很多，单剂药总量庞大，病人煎煮服用非常不便，单剂处方价格昂贵，诊所员工配药费时费力。特别是在北美，中药全部自费，老百姓生活水平一般的情况下，这样的处方在实际操作上很难被普遍使用。因此我考虑，是否能够在理解杨老师的治疗思路下，站在杨老师的肩膀上再往前走一步，运用他的治疗思路，来指导经方的加减使用，这样既能够利用经方用药精炼的优势，有现成的经方经验可以参考，又可以发挥杨老师对多病机、多靶点同时兼顾的全盘考虑的全局观，从而用最必要的药，也能取得满意的疗效。有了这样的指导思想，以及在传统脉诊领域不断深入所带来的助力，经过几年的不懈努力，我逐渐在理论上摸索出了伤寒六经病的临床实际发生和传变规律，在用药用方上也终于回归了经方，从而在临床治疗各类疾病时都取得了比较满意的疗效，给患者带来了希望。也终于完成了我多年的夙愿，就是：**做一个从理上，到诊断上，再到治疗上，都明明白白的中医生。**

其实，如果我们反复分析杨老师的大处方，就会发现，他的处方用药思路，之所以能够在治疗疑难杂症的时候效果卓著，就是因为它的思路和用药，相当于是传统六经病中对厥阴病的治疗格局，以处方一为例：

杨老师用药	治疗功效	相当于经方的用药
苦参　苦瓜干　赤小豆　绵茵陈　大青叶　板蓝根	清热、解毒燥湿	黄连、黄柏
党参　白术　茯苓　生薏仁　防风　山药　大枣　熟附子	益气、健脾	干姜、党参、花椒
当归　生熟地　赤白芍　川芎	补血和血	当归
女贞子　菟丝子　枸杞子　胡桃肉　益智仁　龟板　阿胶　制首乌　附子	补肝肾填精	乌梅、附子

处方一总的用药格局是：补肝、脾、肾，清热、燥湿、解毒。
它的方义和治疗厥阴病的乌梅丸的方义是相似的。

使用麻黄、生石膏的原因，是因为有**厥阴太阳合病**的病机存在。

使用三棱、莪术、香附、桃仁、猫爪草、刀豆、薄荷叶的功效是破结攻坚，是因为有**厥阴阳明合病**的病机存在。

大家可以看到，这样一张大处方，经过上面的详细分析比较，就会明白它内在的用药思路和药物组合的意义。而它治疗的病机，就是厥阴病以及在厥阴病基础上的各种合病和并病。

随着我对传统脉诊的运用慢慢娴熟，对于厥阴病的诊断也越来越清晰，才发现，厥阴病在当今的临床中实在是非常常见。在厥阴病的基础上又出现合病、并病等多种复杂变化。其临床表现几乎涉及我们所知的各种临床症状。其中，**最常见的是厥阴阳明合病以及厥阴太阳合病**，这些内容已经在前面几章跟大家详细分享过了。也正是因为厥阴病及其合病、并病的广泛存在，才使得杨老师以治疗厥阴病为基础的大药方在临床中取得了优良的疗效。得益于杨老师无私的助力，以及开阔治疗思路的启发，我在如今的临床工作中如鱼得水，比以往任何时候都接近疾病的真实情况。因此对于我中医生涯中重要的导师**杨老师**心怀无比的感恩。虽然经我反复恳请，杨老师还是婉拒了我在本书中写下他名字的心愿，杨老师说："个人的寿命、名、利，甚至是国籍，都是有限的，而能救人于病痛的医学却是无限的。"因此专门在本书的最后一章做个特别的记述和感谢。

写到这里，这本书就结束了，我们在最后一章跟大家讨论了几个前面几章未涉及但是临床应用价值很高或者是更深层次的问题。希望将来有机会继续和大家分享我经由传统脉诊指引看到的精彩中医世界。书中绝大部分的医案，在给出了详细的传统脉诊结果以及据此获得的详细病机分析以后，并没有进一步据此再给出每个个案的具体治疗药方，原因无他，这些药方的使用，虽然对于每个个案都疗效显著，但是因为它们随脉加减的特殊性和灵活性，如果没有传统脉诊的诊断指引和随脉加减，并没有普遍性。因此不想引起误导。中医的精华就在于根据每位患者的具体情况来进行治疗。实际上，有了具体的病机分析，相应的药方其实就已经包括在里面了。将来有机会，我会和已经熟练掌握传统脉诊诊断指导中医临床治疗的同道们进一步分享和探讨包括此书在内的大量临床个案的具体药方、剂量的加减使用心得。让我们共同进步。

最后，用我三十年来临床感触最深的体悟来结束全书：

▷▷▷ **观其脉证，知犯何逆，随脉治之**

参考文献

黄帝针灸甲乙经（新校本）[M].黄龙祥，校注.北京：中国医药科技出版社，1990

凌耀星.难经语译 [M].北京：人民卫生出版社,1990

孙思邈.备急千金要方 [M].太原：山西科学技术出版社，2011

朱彦修.金元四大家医学全书 [M].吴中珩，校.胡学曾，点校.天津：天津科学技术出版社，1994

王焘.外台秘要 [M].王淑民，校注.北京：中国医药科技出版社，2011

张介宾.景岳全书 [M].樊正伦，夏之秋，校注.北京：中国中医药出版社，1994

汤本求真.皇汉医学 [M].周子叙，译.张立军，整理.北京：中国中医药出版社，2007

陶弘景.名医别录（辑校本）[M].尚志钧，辑校.尚元盛，尚元藕，黄自冲，整理.北京：中国中医药出版社，2014

叶天士.临证指南医案 [M].苏礼，整理.北京：人民卫生出版社，2008

辅行诀五脏用药法要 [M].北京：学苑出版社，2009

曹颖甫.经方实验录 [M].姜佐景，编按.鲍艳举，点校.北京：学苑出版社，2008

任应秋.中医脉学十讲 [M].香港：太平书局，2006

冯世伦.经方传真 [M].北京：中国中医药出版社，1994

印会河.中医基础理论 [M].上海：上海科学技术出版社，2006

顾伯康.中医外科学 [M].上海：上海科学技术出版社，1991

张伯臾.中医内科学 [M].上海：上海科学技术出版社，1992

邓铁涛.中医诊断学 [M].上海：上海科学技术出版社，2003

李培生.伤寒论讲义 [M].上海：上海科学技术出版社，2008

罗元恺.中医妇科学 [M].上海：上海科学技术出版社，2002

李庆业.方剂学 [M].北京：中国医药科技出版社，1989

高学敏.中药学 [M].北京：中国医药科技出版社，1990

55检